眼科手术器械

清洗消毒灭菌技术操作规程

附**22**个操作视频

中山大学中山眼科中心

主　编　肖惠明　邓杏灵

编　者（以姓氏笔画为序）

土文苑　邓杏灵　杜春梅　杨远霞

杨琼曼　肖惠明　张海容　陈蔼环

蔡　玥　蔡立君　黎雪梅

配　音　高无忧

U0284256

人民卫生出版社

·北　京·

图书在版编目（CIP）数据

眼科手术器械清洗消毒灭菌技术操作规程 / 肖惠明，
邓杏灵主编 . —北京：人民卫生出版社，2022.12
ISBN 978-7-117-34238-4

Ⅰ. ①眼…　Ⅱ. ①肖…　②邓…　Ⅲ. ①眼外科手术–
医疗器械–清洗–技术操作规程②眼外科手术–医疗器械
–消毒–技术操作规程　Ⅳ. ①R779.6-65

中国版本图书馆 CIP 数据核字（2022）第 241815 号

人卫智网	www.ipmph.com	医学教育、学术、考试、健康，
		购书智慧智能综合服务平台
人卫官网	www.pmph.com	人卫官方资讯发布平台

眼科手术器械清洗消毒灭菌技术操作规程
Yanke Shoushu Qixie Qingxi Xiaodu Miejun Jishu Caozuo Guicheng

主　　编：肖惠明　邓杏灵
出版发行：人民卫生出版社（中继线 010-59780011）
地　　址：北京市朝阳区潘家园南里 19 号
邮　　编：100021
E - mail：pmph @ pmph.com
购书热线：010-59787592　010-59787584　010-65264830
印　　刷：北京顶佳世纪印刷有限公司
经　　销：新华书店
开　　本：710×1000　1/16　印张：8
字　　数：135 千字
版　　次：2022 年 12 月第 1 版
印　　次：2023 年 2 月第 1 次印刷
标准书号：ISBN 978-7-117-34238-4
定　　价：89.00 元
打击盗版举报电话：010-59787491　E-mail：WQ @ pmph.com
质量问题联系电话：010-59787234　E-mail：zhiliang @ pmph.com
数字融合服务电话：4001118166　E-mail：zengzhi @ pmph.com

前　言

随着眼科专科技术的发展,手术器械日益精细化和复杂化,尤其是显微器械纤细精巧、精密度高、价格昂贵,运送、清洗、包装、灭菌过程中稍微磕碰都极易造成损坏。眼部手术切口小,精准度要求高,操作难度大,器械性能直接影响手术的效果。眼科复用手术器械的规范处理对保证眼科手术器械的清洗质量和性能完好,以及对保证手术安全、延长器械使用寿命和降低医疗成本都非常重要。

《眼科手术器械清洗消毒灭菌技术操作规程》由中山大学中山眼科中心具有丰富临床经验的眼科消毒供应中心及手术室专科护士,参照国内外的相关行业标准、规范,结合临床实践编写而成。本书主要介绍眼科手术器械的种类、特点和清洗消毒及灭菌操作规程、小型压力蒸汽灭菌器在眼科手术器械灭菌的规范使用、眼科手术器械的质量追溯管理等,具有很强的实用性和可操作性。本书收集了大量的图片和视频资料,读者可以非常直观地了解眼科手术器械处理的相关知识,对消毒供应专业人员和眼科手术室护士有极强的指导意义,可作为医院消毒供应中心、眼科手术室医护人员的培训教材和专业参考书。

本书是集体智慧的结晶,在编写的过程中,得到了中山大学中山眼科中心领导及全院护理人员的大力支持和帮助,在此向所有关心、支持本书编写和拍摄工作的专家和同事表示真诚的谢意。由于作者知识水平和时间有限,本书难免有疏漏和不足之处,恳请各位读者和同人提出宝贵的建议和意见,以便再版时修订、完善。

肖惠明　邓杏灵

2022 年 10 月

目　录

第一章

概　述

第一节　眼科手术感染风险

眼前节毒性综合征(toxic anterior segment syndrome, TASS)是一种发生于眼部手术后的急性无菌性炎症反应,由进入眼前段的非感染性物质对眼内组织产生毒性所导致。

【临床表现】

常见于眼前节手术后的早期,尤其是白内障超声乳化手术,一般在术后12~48h 内发生,患者感觉眼部轻微疼痛或无疼痛,伴有前房纤维素形成、角膜水肿等。临床表现包括视力减退、角膜水肿、前房炎症反应、瞳孔区纤维膜状物形成等,房水细菌学培养为阴性。研究人员认为,TASS 的发生与多种进入眼前段的非感染性物质对眼内组织产生毒性有关,如眼内灌注液、药物、手套滑石粉、黏弹剂、人工晶状体、硅油、器械表面残留的清洗剂和消毒剂、细菌内毒素、器械表面的金属离子残渣、蒸汽杂质等。

【发生的相关因素】

1. 眼内灌注液　灌注液 pH 值或渗透压与眼内组织不相容可造成 TASS,理想的眼内灌注液应与房水及玻璃体液有相似的组成成分。

2. 进入眼内的药物

(1)防腐剂:各种含有防腐剂的局部眼科用药均有可能造成角膜内皮的急性损伤,通常表现为角膜水肿。

(2)抗生素:临床上为了有效预防术后感染,通常选择在灌注液内加入抗生素,或者在手术结束前在眼前段注射抗生素,但这些药物均有可能产生不同程度的毒性反应。

(3)麻醉药物:有研究发现,眼部使用不含防腐剂的 0.5% 盐酸布比卡因和 2% 盐酸利多卡因,也有可能造成患者术后严重角膜水肿和混浊。尽管这些药物不含防腐剂,但仍可引起角膜内皮损伤。

（4）吲哚菁绿:吲哚菁绿是一种无毒性粉末染色剂,它必须完全溶解于灭菌注射用水后使用。TASS 的发生可能与吲哚菁绿的浓度、暴露时间及溶解度相关。

（5）眼膏:白内障术后结膜囊内眼膏的使用是引发迟发性 TASS 的潜在因素,术后加压包扎使眼膏从透明角膜切口进入前房可能导致毒性反应。

3. 进入眼内的医用附带物

（1）滑石粉:医用无菌手套粉末中所含滑石粉（主要成分为硅酸镁）可引起前房炎症的发生。

（2）手术中使用的棉布、敷料等产生的丝絮也是引起 TASS 的潜在因素。

4. 变性的黏弹剂　术中残留的黏弹剂可阻塞房水流出通道,引起眼压升高,从而损伤角膜内皮。

5. 人工晶状体　由于人工晶状体自身材质的原因,以及在抛光、清洗、消毒过程中应用化学物质,当人工晶状体进入眼内后造成的免疫反应（异物反应）破坏了血 - 房水屏障,可能引起炎性反应。

6. 硅油　有学者认为硅油也是引起 TASS 的原因之一。

7. 与器械清洗和消毒有关的因素　美国白内障和屈光手术协会的 TASS 特别工作小组通过问卷调研和实地走访的方式研究了 TASS 发病的原因,并指出内眼手术器械处理不当是导致 TASS 的一个主要原因。器械处理过程中的常见问题包括:

（1）手工清洗流程不规范,清洗质量得不到有效保障。

（2）各种清洗剂的残留,在清洗眼科手术器械,尤其是一些管腔器械时,各种清洗剂如未能彻底地漂洗,会沉积在器械的表面或内腔,由于压力蒸汽灭菌的温度通常只达到 121~134℃,而清洗剂的酶或其他活性成分需要暴露在 >140℃高温环境下才被灭活。如果清洗不彻底,术中可能将残留有活性成分的清洗剂带入眼内,导致眼部的炎症反应。

（3）超声清洗器和压力蒸汽灭菌器用水未及时更换,水中滋生的细菌附着在器械表面,即使经过灭菌破坏了细菌结构,但残留的内毒素仍具有活性,可随器械进入眼内引起眼前节毒性综合征。

（4）手术器械金属离子的沉积或残留是引发 TASS 的另一潜在性因素。

（5）未将内眼手术器械与其他外科手术器械分开处理,从而导致交叉污染。

（6）包装时医用敷料产生的细微丝絮等异物进入眼内也是 TASS 的潜在因素。

（7）采用化学浸泡法灭菌手术器械,灭菌剂的残留也是诱发 TASS 的原因。

【预防】

TASS 应以预防为主。正确处理内眼手术器械,清洗、消毒、包装、灭菌过程应遵循行业规范要求,注重细节管理,防止 TASS 发生。

1. 实行集中式管理　根据中华人民共和国卫生行业标准 WS310.1 要求,医院对所有需要消毒或灭菌后重复使用的诊疗器械、器具和物品,应采取集中管理的方式,由医院消毒供应中心(central sterile supply department, CSSD)负责回收、清洗、消毒、灭菌和供应。

2. 加强人员岗位培训　设置专人专岗处理眼科手术器械,工作人员在入职时应接受眼科手术感染及 TASS 相关知识的培训、考核;并制定岗位继续教育培训计划,定期培训、考核,不断提升工作能力。

3. 规范处理流程　制定器械回收、清洗、消毒、包装、灭菌的规范工作流程,加强过程质量控制。设置专门的眼科手术器械处理区域,配备专用的设备、用具,确保眼科手术器械与其他手术器械分开处理,避免交叉污染。

4. 正确选择清洗剂　遵循器械厂家说明书合理选择和使用清洗剂,优先考虑不含表面活性的清洗剂,使用正确的稀释比例并进行彻底的漂洗。

5. 正确的清洗方法　内眼手术器械原则上优先选择机械清洗,以保证清洗质量同质化。机械清洗时采用专用器械清洗架妥善固定器械,并选择合适的清洗参数和程序。手工清洗应严格遵照器械厂家说明书,并使用纯化水进行彻底漂洗。

6. 合格的包装材料　选择无微粒、无纤维絮脱落的包装材料进行包装。

7. 关注清洗用水及灭菌用水的质量　对纯水处理系统定期进行维护保养,每日监测电导率,压力蒸汽灭菌器蒸汽发生器所用的水至少每周排空 1 次,防止革兰氏阴性菌以及潜伏性细菌内毒素的污染。

8. 正确的灭菌方式和灭菌程序　耐热耐湿的器械应首选压力蒸汽灭菌,管腔器械不应使用下排气压力蒸汽灭菌方式进行灭菌;使用小型蒸汽灭菌器应根据灭菌物品的特性选择相应的灭菌程序;不应采用化学浸泡法对眼科手术器械进行灭菌。

第二节 眼科手术器械的处理现状

一、眼科手术的特点

现代精密制造业的快速发展,推动了各种新型复合功能眼科手术设备、器械的研发和临床应用,显著推动了眼科显微手术技术的快速发展,形成了眼科学欣欣向荣、蓬勃发展的新局面。

眼科手术是毫米级的精细操作,对手术器械有很高的要求,手术时间短,为满足手术的接台周转,手术器械的处理需兼顾质量和效率。

二、眼科手术器械处理现状

1. 器械未能集中管理 目前国内尚有部分医院眼科精密器械由科室或手术室自行处理。制约集中处理的主要原因是精密器械配备基数少,器械精细,价格昂贵。

2. 器械清洗与包装无明确分区 布局不合理、不规范;污染器械回收入口与清洁消毒后的器械出口为同一通道。

3. 设备设施的配置不合理 未能配置眼科手术器械专用的清洗、消毒设备,与其他外科手术器械混洗或共用设备;眼科手术器械与其他手术器械混放、混洗,易导致精密器械碰撞损坏。

4. 岗位设置不合理 眼科手术器械无设置专人专岗处理,缺乏相应的专业知识培训。

5. 清洗方式 以手工清洗为主,难以实现清洗质量同质化。

6. 使用小型压力蒸汽灭菌器灭菌,程序选择不规范。

第三节 眼科手术器械的特点

大多数眼科手术在显微镜下进行,操作精细,对手术器械的要求高,精良的眼科手术器械有助于术者的手术操作。眼科手术器械包括普通(基础)器械和专科(显微)器械。眼科显微器械长度一般在 10~12cm 之间,重量不超过80g,并具有材质特殊、对合要求高,结构精密、锐利、尖细、易损等特点。部分眼科手术器械为管腔器械,如灌注 - 抽吸套管、超声乳化手柄等,其管腔直径小,处理难度大。眼球容积小,对微量的化学或微生物污染敏感,对器械处理的质量控制要求很高。

随着眼科显微手术的发展,器械种类繁多、构造复杂,眼科手术器械的清洗、消毒、灭菌工作面临新的挑战。

第四节　清洗消毒间平面布局的总体要求

CSSD 集中管理是指 CSSD 面积满足要求,所有重复使用的诊疗器械、器具和物品回收至 CSSD 集中进行清洗、消毒或灭菌的管理方式;现有 CSSD 面积受限,如在手术室设置清洗、消毒区域的医院,其清洗、消毒或灭菌工作集中由 CSSD 统一管理,依据中华人民共和国卫生行业标准 WS 310.1~WS 310.3 进行规范处置的也属集中管理。

无论眼科手术器械是在眼科手术室、眼科病房处理或回收至 CSSD 处理,均要求处置区域布局满足洁、污分开的基本原则,不交叉、不逆行;设实际屏障,使各工作区域成为相对独立的空间;同一空间因实际面积有限,不同区域之间无法设置实际屏障,不同区域地面或墙面可使用不同颜色标识或线条进行区分。精密器械清洗、检查区域应关注照明是否符合要求,相应区域的照明要求见表 1-4-1。

表 1-4-1　工作区域照明要求

工作面 / 功能	最低照度 /lx	平均照度 /lx	最高照度 /lx
普通检查	500	750	1 000
精细检查	1 000	1 500	2 000
清洗池	500	750	1 000

一、眼科手术室清洗消毒间要求

1. 应满足洁、污分开的基本原则,不交叉、不逆行。

2. 应独立设置,尽量设置在手术室外走廊侧。

3. 器械的清洗消毒与包装应分区域进行,各区域的门应当保持常闭状态。

4. 设置清洗池、终末漂洗池,并分开使用。

5. 保持通风良好,如采用机械通风,宜采取"上送下排"方式,手术间应在气流的上风侧。清洗消毒间温度 16~21℃,相对湿度 30%~60%。

6. 配置纯水及相应的清洗、消毒、干燥设备设施。

二、眼科病房清洗消毒间要求

1. 应满足洁、污分开的基本原则，不交叉、不逆行。
2. 应独立设置，与诊疗室、病房分区。
3. 器械的清洗消毒与包装应分区域进行，各区域的门应当保持常闭状态。
4. 设置清洗池、终末漂洗池，并分开使用。
5. 环境要求温度 16~21℃，相对湿度 30%~60%。
6. 配置纯水及相应的清洗、消毒、干燥设备设施。

三、CSSD眼科手术器械清洗消毒区要求

1. CSSD 应有专门的眼科手术器械清洗消毒区域及专用设备，与其他手术器械分开处理；如条件限制无法配置眼科手术器械清洗消毒专用设备，在清洗消毒完非眼科手术器械后，经终末处理后再处理眼科手术器械。

2. 采光良好，工作区域照明要求，最低照度 1 000lx，平均照度 1 500lx，最高照度 2 000lx。

3. 去污区配置带光源放大镜，便于回收清点时初步检查器械完好性。

第五节　眼科手术器械处理的设备和耗材

一、设备配置的原则

首先，要满足处理医疗复用器械、器具、物品的需要，符合 WS 310.1 的相关要求，根据 CSSD 的规模、任务和工作量，合理配置相关设备、设施的类型和数量。其次，在条件允许的前提下，应尽量考虑眼科手术器械精细、易损、对合要求高等特点，选用处理眼科手术器械专用的设备，在保证质量的同时，降低器械的损耗率。

二、清洗消毒设备设施

（一）水处理系统

1. 水处理系统由预处理系统、反渗透装置、控制系统及输送系统等组成。通过采用预处理、反渗透等技术，去除水中离子及有机物等，使水质符合使用标准。

2. 水处理系统主要用于清洗用水、湿热消毒用水及压力蒸汽灭菌器蒸汽供给用水的制备。

3. 水质对器械的影响　水质不符合要求，影响器械的清洗效果、器械的功能及使用寿命。

（1）水质过硬，即钙、镁离子含量过高，器械清洗干燥后会在表面留下白斑样水垢。

（2）水中的金属离子（铁、锰、铜）等，包括硅离子会引起器械变色（如蓝色、棕色或彩虹色），影响器械外观。

（3）水中的氯离子会引起器械的腐蚀。

4. 在实际设计中，应考虑用水规范，并结合实际情况（清洗、灭菌用水量）配置相应产水量的水处理系统。

（二）回收容器

主要用于回收污染的重复使用的医疗器械，防止回收和运输过程中对环境的污染。采用封闭方式对使用后的污染器械进行收集和运送，回收容器应防液体渗漏，不易刺破，易清洗、消毒，可使用密封箱、密封盒等。眼科手术器械大部分为精密器械，回收时应采用合适保护套保护器械尖端部位并在容器内垫硅胶保护垫，避免器械堆积、挤压引起损坏。回收容器每次使用后应清洗、消毒，干燥备用（图 1-5-1）。

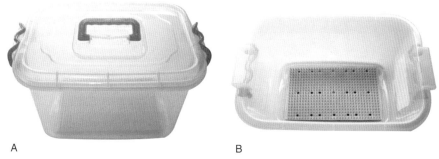

A　　　　　　　　　　　　　　　　B

图 1-5-1　回收容器

A. 回收容器外观；B. 回收容器底部放置硅胶保护垫

（三）污物回收车

用于污物的转运，采用封闭方式直接将回收容器放入回收车，集中运送到消毒供应中心进行处理；车辆带避震功能，减少运送过程车辆震动导致器械相互碰撞、损坏。回收车每次使用后应清洗、消毒，干燥备用（图 1-5-2）。

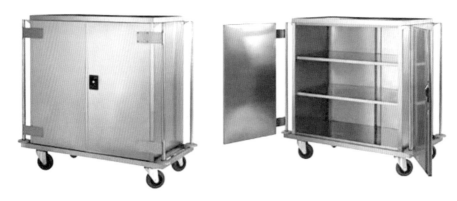

图 1-5-2 污物回收车

（四）污物接收、分类台

用于污物的接收、分类、清点、检查等。分类是清洗前必要的准备工作,通过对器械的评估,根据器械材质、结构、污染程度等进行分类装载。接收、分类污物后应及时清沽、消毒分类台(图 1-5-3)。

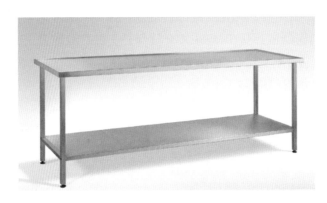

图 1-5-3 污物接收、分类台

（五）消磁机

用于消除被磁化手术器械的磁性,应重点关注持针器械的磁性消除(图 1-5-4)。

（六）清洗工具

1. 清洗篮筐 用于装载各类器械,是器械清洗、分类的主要用具。具有固定、保护器械等功能(图 1-5-5A)。

2. 带盖小篮筐 用于装载较小的器械或零部件,防止在清洗等操作中丢失(图 1-5-5B、C)。

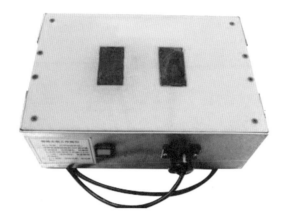

图 1-5-4　消磁机

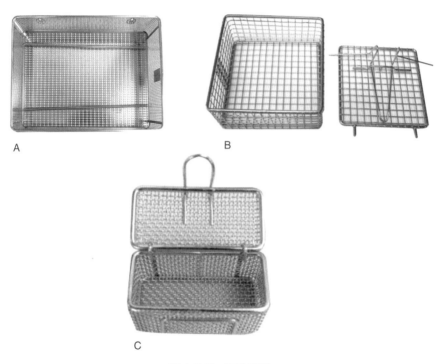

A

B

C

图 1-5-5　清洗篮筐

A. 适合普通器械的装载清洗（可按需安装弹簧便于固定细长形状的器械）；B. 可拆卸带盖小篮筐；C. 不可拆卸带盖小篮筐（网格极细小，适用于细小器械的装载清洗）。

3. U形架　用于钳类、剪类器械的整理,可在器械分类时选择使用,起到撑开器械关节,固定器械,防止扭结,避免器械损坏的作用(图1-5-6)。

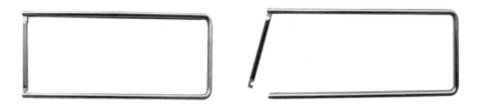

图1-5-6　U形架

4. 医用清洗毛刷　有多种规格和型号,根据处理器械的种类配备各型号的清洗毛刷(图1-5-7),清洗刷材质应耐湿热、不掉絮、不脱色。

5. 硅胶保护垫　用于在清洗过程中保护和固定器械(图1-5-8)。

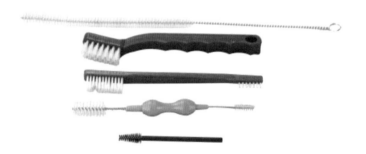

图1-5-7　医用清洗毛刷

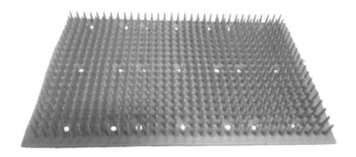

图1-5-8　硅胶保护垫

6. 眼科显微器械清洗固定架　用于固定显微器械进行机械清洗,起到充分暴露器械,防止水力冲刷引起器械移位、碰撞损坏的作用,分为镊类、剪类清洗固定架(图1-5-9)。

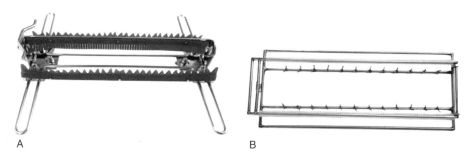

图 1-5-9　眼科显微器械清洗固定架

A. 镊类清洗固定架；B. 剪类清洗固定架

（七）压力水枪、压力气枪（图 1-5-10）

1. 压力水枪　用于手工清洗管腔器械。压力水枪一端接水源管道，另一端通过适用的喷头连接于管腔器械上，压力水枪喷头可增强水流压力，利于清除管腔器械内腔壁上附着的污渍。使用时应选择与管腔内径相适宜的喷头，保证腔内的水流压力。如条件所限无法配置压力水枪，亦可用注射器进行冲洗，但需验证流速以保证清洗效果。

2. 压力气枪　用于手工干燥管腔器械。压力气枪一端接于压缩空气管道，管道气源压力 0.45~0.95MPa，压力气枪工作压力 0.1~0.3MPa，另一端通过适用的喷头连接于管腔器械上，在压力的气流作用下，清除管腔壁脱落的污物或水。使用时应选择与管腔内径相适宜的喷头，保证腔内的气流压力，同时应关注压缩空气的洁净度，避免对器械造成二次污染。

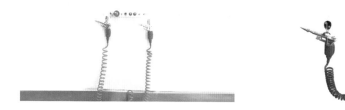

图 1-5-10　压力水枪、压力气枪

（八）超声波清洗器（图 1-5-11）

【工作原理】

超声波清洗器是利用超声空化效应产生的气泡崩溃与气泡振动达到清洗作用。超声波在清洗液中疏密相间地向前辐射，在密集状态区液体承受正压力，在稀疏状态区则承受拉力，使液体流动而产生数以万计的微小气泡，这些

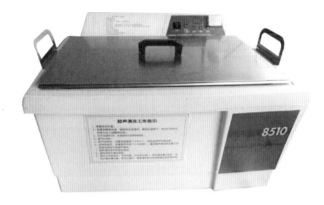

图 1-5-11 超声波清洗机

气泡在负压区形成、生长,在正压区迅速闭合,被称之为"空化"现象。气泡崩溃时产生的冲击压力击碎不溶性污物使其散落到清洗液中;气泡崩溃产生的微热作用和气泡振动引起的微冲流都能促进清洗剂和污物的反应。

【应用范围】

超声波清洗器主要用于管腔器械、结构复杂器械及器械残留的顽固污垢和锈迹的初步清洗。精密器械应根据产品说明书合理选用。

【超声波频率】

超声波频率与空化作用有关,超声波频率越高,空化阈值越大。超声波频率低时,产生的气泡(空穴)大而数量少,爆破力强;超声频率增加时,气泡(空穴)小而数量多,爆破力小而范围广,清洗比较精细。在使用时应根据清洗对象的材质和污染程度选择超声频率,清洗精密细小的眼科手术器械建议选择的频率是 80~100kHz。

【注意事项】

1. 超声波清洗可作为手工清洗或机械清洗的预清洗手段。

2. 清洗时应盖好超声波清洗器盖子,防止产生气溶胶。

3. 器械应先放入篮筐中,而不能直接放到超声波清洗器的腔底,水温应<45℃。

4. 清洗时间不宜超过 5min 或遵循器械厂家的指引。

（九）全自动清洗消毒机（图 1-5-12 ）

全自动清洗消毒机是一种通过全自动控制系统完成对器械、器具、物品的冲洗、洗涤、漂洗、终末漂洗、湿热消毒、干燥等一系列处理过程的设备,可根据需要选择不同的清洗程序。

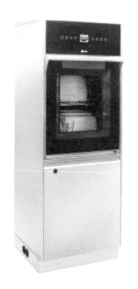

图 1-5-12　全自动清洗消毒机

【工作原理】

利用大容量的循环泵使清洗舱内的水形成一定的水流压力,并通过旋转喷淋臂将水喷淋到器械、器具和物品表面,利用水压冲刷作用,结合清洗剂及湿热消毒,达到去除和灭活物品上的有机物、无机物和微生物的目的。管腔类器械通过与专用清洗架上的接口连接,可对管腔内壁进行充分清洗、消毒。

【应用范围】

可用于耐湿耐热材质器械的清洗消毒,例如金属类、塑料、玻璃等。通过专用清洗架,进行常规器械、精密器械、管腔器械等的处理,可保证清洗和消毒效果的可重复性,降低操作人员职业暴露风险及人力成本。

（十）医用煮沸消毒器（图 1-5-13 ）

【工作原理】

常用设备为电热消毒煮沸器。使用时煮沸槽中加入纯化水（或蒸馏水）,通过设备内部的加热部件,将水加热至一定温度,按照预设的程序,恒定在一个具体的温度点,让高温液体将热能传导给器械、器具和物品,从而实现湿热消毒。

【应用范围】

用于耐高温、耐湿器械、器具和物品的消毒,包括金属类、玻璃类、耐高温的塑胶类器械和物品。

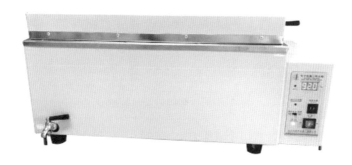

图 1-5-13　煮沸消毒器

（十一）医用干燥柜（图 1-5-14）

【工作原理】

医用干燥柜以电阻丝、电热管为发热源,利用离心风机,将经过滤的洁净空气加热至设定温度,通过风扇吹送,使器械和物品表面的水分快速升温汽化达到干燥。

【应用范围】

用于耐热材质的器械和物品的干燥。根据器械材质选择合适的干燥温度,塑料类65~75℃,金属类70~90℃。

如果没条件配置干燥柜,器械、物品可用消毒的低纤维絮类的布巾擦干,不得由其自然干燥。注意防止棉絮和微生物的污染,保持操作人员手部清洁。管腔类器械可用压力气枪或注射器进行干燥。

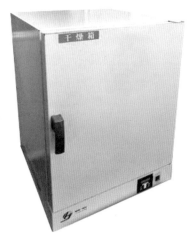

图 1-5-14 高温干燥柜

三、检查、包装设施

（一）敷料检查包装台（图 1-5-15）

台面带照明灯箱,用于敷料的质量检查及包装。

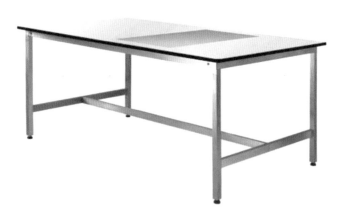

图 1-5-15 敷料检查包装台

（二）器械包装台（图 1-5-16）

用于器械清洗质量及功能的检查并进行包装。包装台配有带光源放大镜,台面易清洁、不反光。

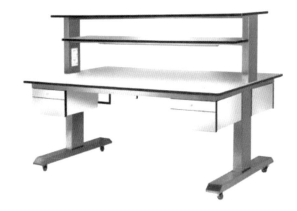

图 1-5-16　器械包装台

（三）检查放大镜（图 1-5-17）

带光源,常用放大倍数为 2~5 倍,用于对器械的清洗质量及功能完整性的检查。

（四）压力气枪（图 1-5-18）

连接压缩空气,用于管腔器械的干燥及质量检查。

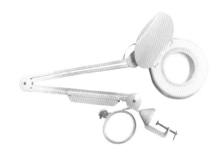

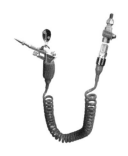

图 1-5-17　检查带光源放大镜　　　　　　图 1-5-18　压力气枪

（五）医用绝缘检测仪（图 1-5-19）

主要用于带电源手术器械的绝缘性能检测,基本组成部件包括探测刷、尖嘴连接器、终端连接盒等。

（六）医用热封机（图 1-5-20）

医用热封机适用于对医用纸塑包装袋、特卫强包装袋等进行密封包装。

医用热封机利用热封合原理,电热元件通电后加热,将医用纸塑包装袋通过加热模块,纸塑袋塑膜内层受热溶解,在压力滚轮挤压作用下,塑膜与透析纸附着黏合,达到密封包装的目的。常用密封温度在 120~200℃,应根据包装材料,设置合适的密封温度。

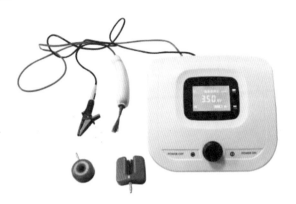

图 1-5-19 医用绝缘检测仪

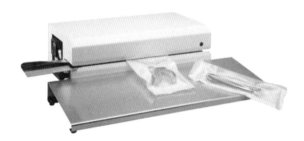

图 1-5-20 医用热封机

四、灭菌设备及设施

（一）大型压力蒸汽灭菌器（图1-5-21）

大型压力蒸汽灭菌器是指可以装载一个或者多个灭菌单元,容积 >60L 的蒸汽灭菌器,利用湿热杀灭微生物的原理进行灭菌,主要用于耐湿、耐热器械、器具及物品的灭菌。

（二）小型压力蒸汽灭菌器（图1-5-22）

小型压力蒸汽灭菌器是指灭菌室容积≤60L,不能装载一个灭菌单元 300mm（高度）× 300mm（长度）× 600mm（宽度）,可由电加热直接产生蒸汽或外部蒸汽源提供蒸汽的自动控制灭菌器。按特定灭菌负载范围和灭菌周期分为 B、S、N 三种类型。

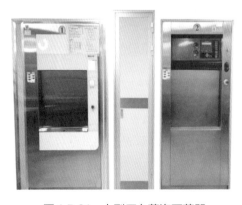

图 1-5-21 大型压力蒸汽灭菌器

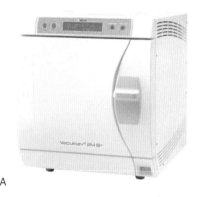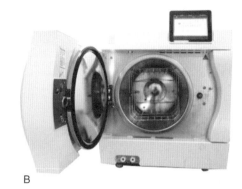

图 1-5-22 小型压力蒸汽灭菌器

A. 小型压力蒸汽灭菌器外观图；B. 小型压力蒸汽灭菌器内部图。

（三）低温灭菌器

1. 环氧乙烷（EO）灭菌器（图 1-5-23）

是使用环氧乙烷气体做灭菌剂的低温灭菌器，其灭菌原理是利用环氧乙烷气体对微生物的蛋白质、DNA 和 RNA 产生的非特异性烷基化作用，使微生物及芽孢失去新陈代谢所需的基本反应基团，从而对微生物及芽孢进行灭活。

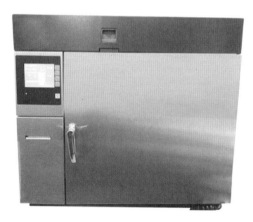

图 1-5-23 环氧乙烷（EO）灭菌器

【适用范围】

环氧乙烷气体具有穿透力强、材料兼容性好、灭菌能力强等特点，可广泛应用于不耐热、不耐湿的手术器械、器具和物品的灭菌。灭菌过程分为三个阶段，即预处理阶段（舱体预热、空气排除、舱体测试、调节）、灭菌阶段（环氧乙烷注入、暴露、去除）和通风阶段（排出残余气体、通风）。

【操作者过度接触环氧乙烷的处理】

当操作者过度接触环氧乙烷后,应迅速将其移离中毒现场,立即吸入新鲜空气;皮肤接触后,用水冲洗接触处至少15min,同时脱去脏衣服;眼睛接触液态环氧乙烷或高浓度环氧乙烷气体时,至少冲洗眼部10min,安排尽快就诊。

建议在环氧乙烷灭菌间安装环氧乙烷残留气体浓度检测报警器,每日观察残留气体浓度是否超过安全值。

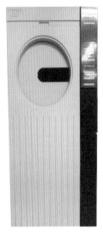

图 1-5-24　过氧化氢低温等离子体灭菌器

2. 过氧化氢低温等离子体灭菌器(图 1-5-24)

过氧化氢低温等离子体灭菌器是在60℃条件下用过氧化氢气体进行灭菌并用等离子分解残留过氧化氢的装置。一定浓度的过氧化氢溶液进入灭菌舱,在负压、加热的条件下,汽化为过氧化氢气体,并扩散进入灭菌包内,对微生物及芽孢进行灭活。

【适用范围】

用于不耐高温、不耐湿物品的灭菌,根据灭菌对象种类的不同(实心类器械、管腔类器械),设置有不同的灭菌循环类型。其基本灭菌过程包括准备期、灭菌期、解析期三个阶段,与环氧乙烷灭菌比较灭菌循环时间短,可满足接台手术器械的快速周转需求。

五、防护用具

(一)洗眼装置(图 1-5-25)

用于操作人员眼部受到污染后进行紧急冲洗处理。

(二)防护眼罩(图 1-5-26)

用于保护眼睛,在清洗过程中防止气溶胶、化学液体及污染液体等飞溅进入眼内。

(三)防护面罩(图 1-5-27)

用于清洗过程中头面部的防护,防止化学液体、污染液体飞溅造成的头面部损伤。

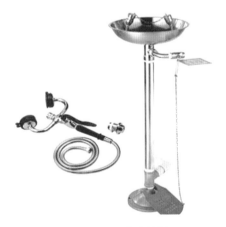

图 1-5-25　洗眼装置

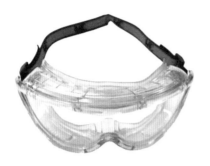

图 1-5-26 防护眼罩

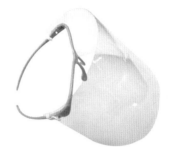

图 1-5-27 防护面罩

（四）防护手套（图 1-5-28）

用于器械处理过程中手部的防护，回收、分类过程中防止器械尖锐部位对手部的刺伤；手工清洗过程中，有效阻隔清洗剂等化学制剂与操作者的手部接触。

（五）防烫手套（图 1-5-29）

在卸载全自动清洗消毒器、干燥柜及压力蒸汽灭菌器内的物品时佩戴，防止烫伤。

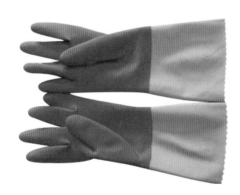

图 1-5-28 防护手套

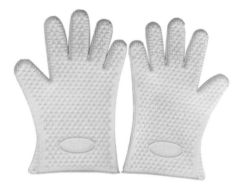

图 1-5-29 防烫手套

（六）防护围裙（图 1-5-30）

具有防水性能，用于工作人员在器械处理过程中对衣服和身体的防护。

六、耗材要求

（一）医用清洗剂

应符合国家相关标准和规定。根据器械的材质、污染物种类，选择适宜的

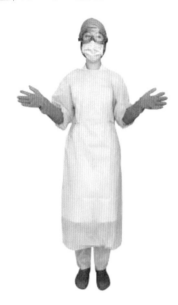

图 1-5-30　防护围裙

清洗剂,使用时遵循厂家产品说明书。

【碱性清洗剂】

pH 值 >7.5,对各种有机物有较好的去除作用,对金属腐蚀性小,不会加快返锈的现象。主要成分为碱、络合剂、防锈剂等,对脂肪类、油脂类污染有较强去除能力。

【中性清洗剂】

pH 值 6.5~7.5,对金属无腐蚀,能去除各类有机污染物。

【酸性清洗剂】

pH 值 <6.5,对无机固体粒子有较好的溶解和去除作用。主要成分为磷酸、表面活性剂等。酸性清洗剂对不锈钢器械表面的保护层有一定的腐蚀性,不能作为器械处理的常用清洗剂,只有在器械出现问题(生锈、变色、有垢渍等)后才需要使用酸性清洗剂处理。

【酶清洗剂】

酶清洗剂,有较强去污能力,可以快速分解蛋白质、脂肪等多种有机污染物。主要成分为蛋白酶、脂肪酶、淀粉酶、纤维素酶、表面活性剂、络合剂、防锈剂等。酶是一种有活性的生物蛋白,可以催化化学反应;酶对温度敏感,应在清洗剂生产厂家指定的温度范围内使用。

（二）医用润滑剂

应为水溶性,与人体组织有较好的相容性,能在器械上形成保护层,不影响灭菌介质的穿透性和器械的机械性能。

（三）胶垢去除剂

用于去除医用胶带、标签等在物体表面留下的顽固胶迹。

（四）除锈除垢剂

用于手术器械的锈斑、水垢及矿物质沉淀等无机残留物的去除。

（五）包装材料

1. 包装材料的分类及质量要求　常用的包装材料有纺织材料、医用包装纸、无纺布、纸塑复合袋、硬质容器等。最终灭菌医疗器械包装材料应符合 GB/T 19633 的要求,皱纹纸、无纺布、纺织品符合 YY/T 0698.2 的要求,纸袋符合 YY/T 0698.4 的要求,纸塑袋符合 YY/T 0698.5 的要求,硬质容器符合

YY/T 0698.8 的要求。选择包装材料时应关注其微生物屏障性能及灭菌因子穿透性能，保障物品灭菌后的无菌有效性。

（1）纺织材料：仅适用于压力蒸汽灭菌，普通棉布由于微生物屏障作用差、没有防水防油性能、产生大量的棉絮微粒和缺乏医用包装材料生产质量标准等缺陷，正在逐步被其他包装材料所替代。

（2）医用包装纸：由木浆或纸浆做成，有良好的通透性，有利于灭菌介质和空气的进出；有良好的阻菌性和防潮性，但缺乏柔韧性，易破损。常用的有皱纹纸、纸袋，适用于压力蒸汽灭菌，不能用于过氧化氢低温等离子体灭菌。

（3）医用无纺布：为非织造包装材料，是纺织纤维和 / 或无纺纤维联结的网织品，以聚丙烯为原料，通过纺粘 - 熔喷 - 纺粘（SMS）的复合过程而形成。适用于压力蒸汽灭菌、环氧乙烷和过氧化氢低温等离子等多种灭菌方式。

（4）纸塑包装袋：由一层纸和一层 PET 与 PP 塑料复合膜组合而成，使用时需采用医用热封机进行密封。纸塑包装袋具有良好的微生物屏障功能、透气性和可视性，适用于小件器械的包装，器械过重易致破损。适用于压力蒸汽灭菌、环氧乙烷灭菌，不能用于过氧化氢低温等离子灭菌。

（5）硬质容器：由底座、盖子、手柄、垫圈、灭菌标识卡槽和灭菌剂孔组成。灭菌盒的通气系统有滤纸型的材料或阀门型，允许灭菌介质进出；盖子与底座之间有密封垫圈形成密封，盖子和底座固定后可保持其中物品的无菌性。硬质容器的适用范围和使用方法应遵循生产厂家说明书，首次使用应进行灭菌过程有效性测试及湿包检查；每次使用后应清洗、消毒。如用于精密显微器械的包装，应注意妥善使用固定保护装置，避免转运或灭菌过程碰撞损坏器械。

2. 包装材料的选择

（1）选择新的包装材料时，应要求生产厂家提供生产厂家许可证、经销企业名称、经销企业许可证及生产环境的评估报告，并提供产品的相关技术参数的验证报告，由医院感染管理部门对其进行质量审核。

（2）对每批次的产品，应采用目测的方法进行相关检测，监督产品的质量，并查看生产厂家提供的批次检测合格报告。

（3）根据器械的特点、使用频率、灭菌方式等选择合适的包装材料。鉴于眼睛的敏感性，为了预防 TASS 的发生，建议使用低纤维絮的包装材料，如医用包装纸、医用无纺布、纸塑包装袋等进行眼科手术器械的包装，注意包装材料要与灭菌方式相兼容，并在有效期内使用。

第六节 眼科手术器械处理的质量管理

一、眼科复用器械集中管理

CSSD 面积满足需求,重复使用的眼科诊疗器械、器具和物品可回收至 CSSD 集中进行清洗、消毒和灭菌;如 CSSD 面积受限或条件限制,需在手术室、眼科病房设置眼科手术器械清洗消毒区域,应由 CSSD 按照消毒供应相关标准统一管理,以保证质量。

二、质量控制与定期质量评价

(一)清洗

1. 严格遵守清洗操作规程。

2. 每日对水处理系统进行监测,经纯化的水电导率≤15μS/cm(25℃)。

3. 清洗剂等在有效期内使用,并按照产品说明书进行配制。

4. 每批次监测清洗消毒机的物理参数及运转情况并记录,应符合设定程序的各项参数指标。

5. 清洗监测资料和记录具有可追溯性,留存清洗消毒器运行参数资料和记录,保存期不少于 6 个月。

6. 清洗质量监测日常在包装前进行清洗质量监测,通过目测和/或借助带光源的放大镜检查清洗后的器械,其表面、关节及其齿牙处应光洁,无血渍、污渍、水垢等残留物质和锈斑。每月至少随机抽查 3~5 个待灭菌包内全部物品的清洗质量,并记录监测结果。

7. 全自动清洗消毒器、煮沸消毒器、超声清洗器和干燥柜等设备应定期维护保养,保证性能良好。

8. 每年可采用清洗效果测试物对清洗消毒器进行监测,定期监测诊疗器械、器具和物品的清洗质量,并检测温度、时间等主要性能参数。

(二)消毒

1. 湿热消毒 应监测和记录每次消毒的温度与时间或 A_0 值。消毒后直接使用的诊疗器械、器具和物品,湿热消毒温度应≥90℃、时间≥5min,或 A_0 值≥3 000;消毒后继续灭菌处理的,其湿热消毒温度应≥90℃、时间≥1min,或 A_0 值≥600。A_0 值是评价湿热消毒效果的指标,指当以 Z 值表示的微生物杀灭效果为 10K 时,温度相当于 80℃的时间(秒)。

2. 化学消毒

(1)化学消毒剂应现配现用,使用前应监测有效浓度并记录。

(2)消毒剂应在有效期内使用,并按照使用说明进行配制。

(3)应根据消毒剂的种类特点,定期监测消毒剂的浓度、消毒时间和消毒时的温度,并记录,结果应符合该消毒剂的规定。

3. 消毒记录应具有可追溯性,消毒监测资料和记录的保存期应不少于 6 个月。

4. 每季度监测 3~5 件消毒后直接使用的有代表性的物品,监测方法及结果应符合 GB 15982 的要求。

(三)包装

1. 包装材料应有产品合格证,依据 GB/T 19633、YY/T 0698 的技术参数进行质量检查。

2. 包装操作台应清洁,器械包装与敷料包装分区域进行,减少棉絮、碎屑对器械的污染。

3. 器械清洗后及时包装,避免放置时间过长受到污染。包装前应进行清洗质量和功能完好性检查。

4. 医用热封机每天使用前应检查参数的准确性和闭合完好性。

5. 按规范要求进行器械包的包装,放置包内指示卡及包外指示物。

6. 包外应有标识,内容包括物品名称、配包者、核对者、灭菌日期、失效日期等信息。

7. 如采用消毒供应质量追溯管理系统,手术器械包使用后,标识应随器械包回到 CSSD 进行追溯记录。

8. 消毒员在装载待灭菌物品时应检查手术包包装质量并记录结果。

(四)灭菌

1. 压力蒸汽灭菌

(1)每次灭菌应连续监测并记录灭菌时段的温度、压力和时间等灭菌参数。

(2)每批次灭菌应进行包内及包外化学指示物的监测。

(3)每周至少进行一次生物监测。

(4)采用新的包装材料和方法进行灭菌时应进行生物监测。

(5)预真空压力蒸汽灭菌器应在每日开始灭菌运行前进行 B-D 测试,B-D 测试合格后方可使用。

(6)灭菌器新安装、移位和大修后应进行物理监测、化学监测和生物监测。物理监测、化学监测通过后,生物监测应空载连续监测三次,合格后方可使用。小型压力蒸汽灭菌器生物监测应满载连续监测三次,合格后方可使用。

2. 环氧乙烷灭菌

(1)每次灭菌应监测并记录灭菌时的温度、压力、时间和相对湿度等灭菌参数。

(2)每个灭菌物品包外应使用包外化学指示物;每个灭菌物品包内最难灭菌位置应放置包内化学指示物。

(3)每灭菌批次应进行生物监测。

3. 过氧化氢低温等离子灭菌

(1)每次灭菌应连续监测并记录每个灭菌周期的临界参数,如舱内压、温度、等离子体电源输出功率和灭菌时间等灭菌参数。灭菌参数应符合灭菌器的使用说明或操作手册的要求。

(2)每个灭菌物品包外应使用包外化学指示物,作为灭菌过程的标志;每个灭菌物品包内最难灭菌的位置应放置包内化学指示物,通过观察其颜色变化,判定其是否达到灭菌合格要求。

(3)每天使用时应至少进行一次灭菌循环的生物监测。

4. 灭菌质量监测原则

(1)采用物理监测法、化学监测法和生物监测法,监测结果符合 WS 310.3 要求。

(2)物理监测不合格的灭菌物品不得发放,应分析原因并进行改进。

(3)包外化学监测不合格的灭菌物品不得发放,包内化学监测不合格的灭菌物品和湿包不得使用,应分析原因并进行改进。

(4)生物监测不合格时,应尽快召回最近一次生物监测合格以来所有尚未使用的灭菌物品,进行重新处理,同时书面报告相关管理部门,说明召回的原因;分析灭菌不合格的原因,改进后,生物监测连续三次合格后方可使用。相关管理部门立刻通知使用部门,对已使用该期间无菌物品的患者进行密切观察。

(5)植入物应每炉次进行生物监测,生物监测合格后,方可发放。

(6)定期对灭菌的物品进行湿包检查并记录结果。

(7)大型压力蒸汽灭菌器应每年用温度压力检测仪监测温度、压力和时间等参数,检测仪探头放置于最难灭菌部位。

(8)小型压力蒸汽灭菌器应每年对灭菌参数、灭菌效果和排气口生物安全性进行验证。

（9）环氧乙烷灭菌器、过氧化氢低温等离子灭菌器应遵循生产厂家的使用说明或指导手册定期进行检测。

三、岗位职责与人员配置

（一）岗位设置

设立眼科手术器械管理护士,经培训考核后上岗,专人专岗处理眼科手术器械。

（二）岗位职责

1. 负责管理眼科手术器械及专科特殊器械。如器械的出入库、基数的管理等。

2. 负责规范处理使用后的器械。

3. 与手术室交接新器械,参照产品说明书制定新器械的处理流程。

4. 规范眼科专科器械处理流程,使流程可视化,方便操作人员随时查看。

5. 制定质量管理追溯制度,完善质量控制过程的相关记录。

6. 对眼科手术器械进行定期检测、维护及保养。

（三）岗位人员要求

1. 人员数量　根据眼科手术器械处理的工作量及使用需求,科学合理配置。

2. 资格要求　责任心强,经过眼科手术器械消毒供应相关知识和技能培训并考核合格,定期进行继续教育培训和考核认证。

3. 岗位培训内容

（1）TASS、眼内炎及感染控制相关知识。

（2）眼科手术器械清洗、消毒、包装、灭菌、储存等处理流程及质量标准。

（3）新设备操作规程、新器械处理流程。

（4）贵重器械、精密器械的规范处理和维护保养。

第二章

眼科常用手术器械

第一节 开 睑 类

1. **弧形钢丝开睑器** 全长 50mm,叶宽 12mm,张开度 18~20mm,由不锈钢丝制成,弧形折弯(图 2-1-1)。

2. **遮睫开睑器** 全长 65mm,叶宽 15mm。开睑时遮住睫毛,可固定开睑范围(图 2-1-2)。

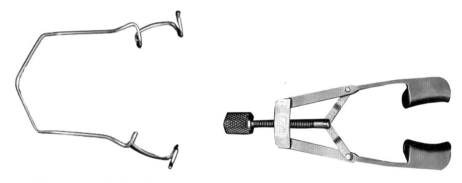

图 2-1-1 弧形钢丝开睑器　　　　图 2-1-2 遮睫开睑器

3. **可固定式开睑器** 全长 75mm,叶宽 10mm,两侧叶片呈窗架状结构,适用于成人。叶片由带锁机制的弹簧控制叶片调整张开度,适用于成人(图 2-1-3)。

4. **小儿开睑器** 全长 50mm,叶宽 8mm,大小、长度和开睑弧度根据婴幼儿的睑裂大小设计(图 2-1-4)。

5. **自锁式开睑器** 全长 44mm,叶宽 8mm,张开度可达 25mm(图 2-1-5)。

6. **简易遮睫开睑器** 全长 47mm,叶宽 13mm,张开度可达 20mm(图 2-1-6)。

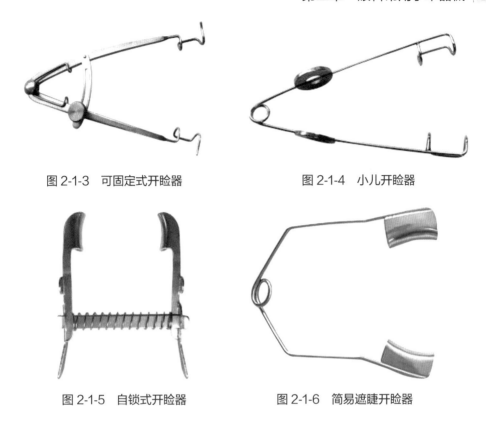

图 2-1-3　可固定式开睑器　　　　　图 2-1-4　小儿开睑器

图 2-1-5　自锁式开睑器　　　　　　图 2-1-6　简易遮睫开睑器

第二节　镊　　类

1. 显微结膜镊　全长 75mm，宽 5mm，根据头端齿槽结构分为有齿镊（图 2-2-1）、无齿镊（图 2-2-2），有齿镊为直 1×2 齿，无齿镊为直无齿。有齿镊的镊齿夹持面很小，却有良好的牵拉能力；无齿镊主要用于夹持组织。

2. 眼用镊　全长 100mm，宽 7mm，根据头端齿槽结构分为有齿镊（图 2-2-3）、无齿镊（图 2-2-4），有齿镊为直 1×2 齿，无齿镊为直无齿。用于眼科各类手术中夹持眼部组织，如夹持巩膜或球结膜等，有时也用于缝线打结或固定眼球。

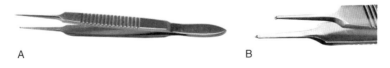

A　　　　　　　　　　　　　　　　B

图 2-2-1　显微结膜有齿镊

A. 显微结膜有齿镊整体图；B. 显微结膜有齿镊功能端。

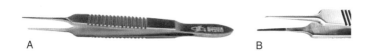

图 2-2-2　显微结膜无齿镊

A. 显微结膜无齿镊整体图；B. 显微结膜无齿镊功能端。

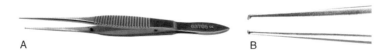

图 2-2-3　眼用有齿镊

A. 眼用有齿镊整体图；B. 眼用有齿镊功能端。

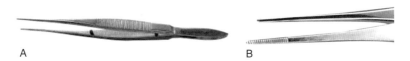

图 2-2-4　眼用无齿镊

A. 眼用无齿镊整体图；B. 眼用无齿镊功能端。

3. 虹膜镊　全长 100mm，宽 6mm，根据头端齿槽结构分为有齿镊（图 2-2-5 ）、无齿镊（图 2-2-6 ）。有齿镊为弯 1×2 齿，无齿镊为弯无齿。

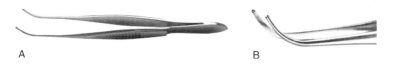

图 2-2-5　虹膜有齿镊

A. 虹膜有齿镊整体图；B. 虹膜有齿镊功能端。

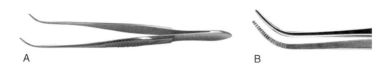

图 2-2-6　虹膜无齿镊

A. 虹膜无齿镊整体图；B. 虹膜无齿镊功能端。

4. 医用睫毛镊　全长 78mm，头端为 1mm×3mm 平台。用于拔除眼睫毛（图 2-2-7 ）。

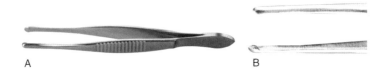

图 2-2-7　医用睫毛镊

A. 医用睫毛镊整体图；B. 医用睫毛镊功能端。

5. 人工晶状体植入镊　全长 105mm，头端弯形，宽 0.6mm。用于夹持人工晶状体进行植入（图 2-2-8）。

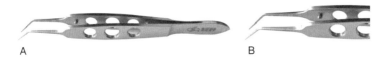

图 2-2-8　人工晶状体植入镊

A. 人工晶状体植入镊整体图；B. 人工晶状体植入镊功能端。

6. 无损伤镊　全长 100mm，宽 10mm。用于眼肌手术夹持眼部组织，头部带凹型槽，有利于夹持但不损伤组织（图 2-2-9）。

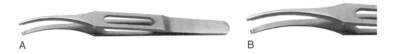

图 2-2-9　无损伤镊

A. 无损伤镊整体图；B. 无损伤镊功能端。

7. 斜视镊（肌夹）　分左、右式。全长 110mm，头端长 14mm，与手柄成 90°，有 4×4 锐齿，手柄带锁扣。用于斜视矫正手术中夹持肌肉、组织，头端带有较尖锐的钉齿，有利于抓紧肌肉不滑脱（图 2-2-10）。

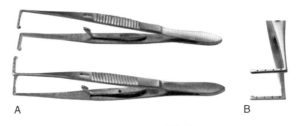

图 2-2-10　斜视镊

A. 斜视镊整体图（上：左式，下：右式）；B. 斜视镊功能端。

8. 固定镊　全长 110mm，宽 8mm，手柄带锁扣。主要用于斜视矫正手术固定眼肌（图 2-2-11）。

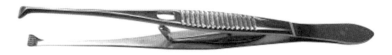

图 2-2-11　固定镊

9. 眼外肌止端镊（锁扣有齿镊）　全长 110mm，头端为弯 1×2 齿，手柄带锁扣。用于斜视手术夹持固定肌止端（图 2-2-12）。

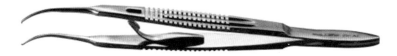

图 2-2-12　眼外肌止端镊

10. 鼻用枪状镊　全长 16cm，形状为枪形。用于（经鼻）手术夹持敷料（纱布等）进行填塞或取出（图 2-2-13）。

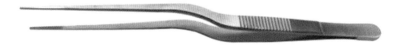

图 2-2-13　鼻用枪状镊

11. 显微系线镊　全长 105mm，宽 10mm。主要用于眼科各种手术夹持缝线（图 2-2-14）。

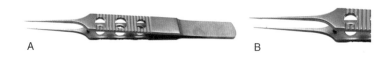

图 2-2-14　显微系线镊

A. 显微系线镊整体图；B. 显微系线镊功能端。

12. 显微结扎镊　全长 83mm，宽 9mm，头端为直 1×2 齿。用于各种眼科手术中夹取、固定组织（图 2-2-15）。

13. 撕囊镊　全长 105mm，头端为弧形角形头，宽 0.5mm。用于白内障手术中撕除囊膜，形成环形囊袋（图 2-2-16）。

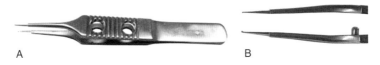

图 2-2-15 显微结扎镊

A. 显微结扎镊整体图；B. 显微结扎镊功能端。

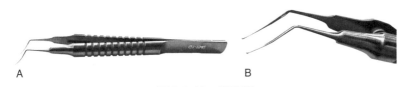

图 2-2-16 撕囊镊

A. 撕囊镊整体图；B. 撕囊镊功能端。

14. 襻镊 全长 120mm，用于夹持人工晶状体襻（图 2-2-17）。

15. 眼内镊 用于眼底手术中精细组织的夹持，如视网膜增殖膜的剥离撕除（图 2-2-18）。

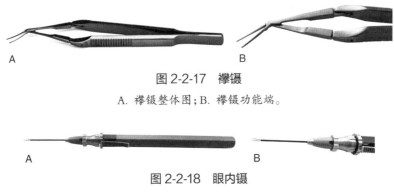

图 2-2-17 襻镊

A. 襻镊整体图；B. 襻镊功能端。

图 2-2-18 眼内镊

A. 眼内镊整体图；B. 眼内镊功能端。

第三节 剪 类

1. 眼用剪 全长 100mm，头端分为弯尖头（图 2-3-1）、弯钝头（图 2-3-2）和直尖头（图 2-3-3）。主要供剪切眼部软组织用，用于分离眼外肌、剪开结膜和分离筋膜。

2. 薄骨剪 全长 180mm，弯钝头。主要用于眼眶手术（图 2-3-4）。

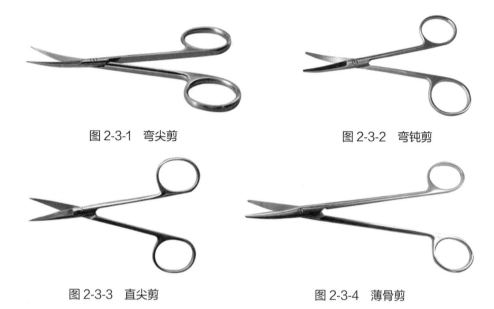

图 2-3-1　弯尖剪　　　　　　　　　　　　图 2-3-2　弯钝剪

图 2-3-3　直尖剪　　　　　　　　　　　　图 2-3-4　薄骨剪

3. 视神经剪　全长 125mm,弯钝头,刀刃长 52mm。在眼球摘除术中用于剪断视神经(图 2-3-5)。

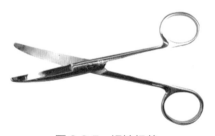

图 2-3-5　视神经剪

4. 角膜剪　全长 105mm,头端分弯尖头、弯钝头两种,刃长 10mm,刃宽 3mm。用于白内障、角膜移植手术、青光眼手术、眼外伤手术中剪切角膜或结膜(图 2-3-6)。

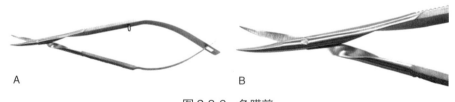

A　　　　　　　　　　　　　　　　　B

图 2-3-6　角膜剪

A. 角膜剪整体图;B. 角膜剪功能端。

5. 小梁剪 全长 120mm,弯尖头,刃长 12mm,刃宽 2mm。用于青光眼小梁手术中剪切小梁组织。其形状与角膜剪相似,但刃宽较小,头部细长一些(图 2-3-7)。

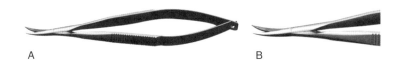

图 2-3-7 小梁剪

A. 小梁剪整体图;B. 小梁剪功能端。

6. 维纳斯剪 全长 84mm,头端弯形,刃长 6.5mm。用于剪切眼前段机化膜索条和虹膜(图 2-3-8)。

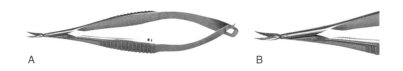

图 2-3-8 维纳斯剪

A. 维纳斯剪整体图;B. 维纳斯剪功能端。

7. 虹膜剪 全长 90mm,双尖头,剪刀柄部有部分呈翼状向前方两侧伸出,当其合拢时剪刀的刀刃部分闭合,用于剪切虹膜组织(图 2-3-9)。

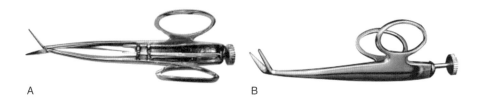

图 2-3-9 虹膜剪

A. 虹膜剪正面图;B. 虹膜剪侧面图。

8. 膜状内障剪(囊膜剪) 全长 120mm,头端为弯尖,刃长 16mm,刃宽 1.5mm。用于白内障手术中剪切囊膜,头部细长便于进入狭小的切口进行操作(图 2-3-10)。

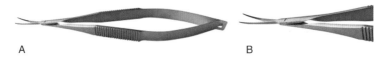

图 2-3-10 膜状内障剪

A. 膜状内障剪整体图；B. 膜状内障剪功能端。

9. 襻剪 全长 110~120mm，刃长 7mm。用于剪切人工晶状体襻，辅助取出人工晶状体（图 2-3-11）。

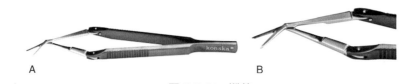

图 2-3-11 襻剪

A. 襻剪整体图；B. 襻剪功能端。

10. 眼内剪 分垂直剪和水平剪。用于玻璃体视网膜手术中剪除增殖膜（图 2-3-12）。

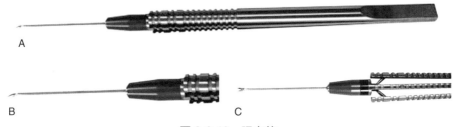

图 2-3-12 眼内剪

A. 眼内剪整体图；B. 眼内垂直剪功能端；C. 眼内水平剪功能端。

第四节 钳 类

1. 止血钳 全长 125mm，分为弯止血钳（图 2-4-1）和直止血钳（图 2-4-2）。用于夹持组织和止血。

2. 持针钳 全长 125mm。用于上直肌悬吊缝线和眼睑皮肤的缝合操作（图 2-4-3）。

3. 长短柄持针钳 长柄 130mm、短柄 70mm。一般用于视网膜脱离复位手术时夹持缝合针，对硅胶植入物进行缝合固定（图 2-4-4）。

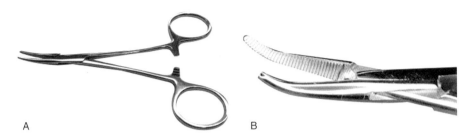

图 2-4-1　弯止血钳

A. 弯止血钳整体图；B. 弯止血钳功能端。

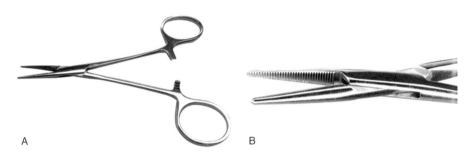

图 2-4-2　直止血钳

A. 直止血钳整体图；B. 直止血钳功能端。

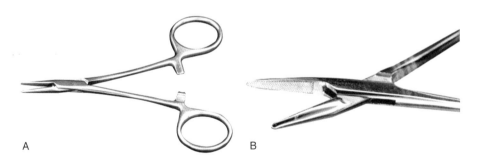

图 2-4-3　持针钳

A. 持针钳整体图；B. 持针钳功能端。

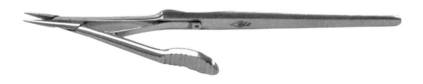

图 2-4-4　长短柄持针钳

4. 皮肤钳　全长 140mm。用于眼眶手术中夹持皮肤组织（图 2-4-5 ）。

5. 咬骨钳　用于咬切骨骼,眼科主要用于眼眶、泪囊及鼻腔手术（图 2-4-6 ）。

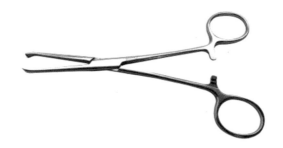

图 2-4-5　皮肤钳

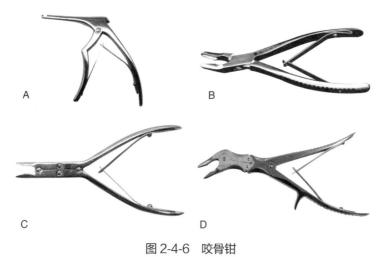

图 2-4-6　咬骨钳

A. 枪状咬骨钳；B. 乳突咬骨钳；C. 双关节咬骨钳；D. 鹰嘴咬骨钳。

6. 显微持针钳　全长 120mm,为圆柄弹簧式,圆柄弯形宽 10mm,内侧面有阻鞘,防止用力过大损伤前端的持针钳咬合面,非使用时因弹簧的作用,持针钳自动张开约 3mm,前端的持针部长 8~10mm,头端呈钝圆形,边缘无棱角。用于眼科手术缝合时夹持缝针（图 2-4-7 ）。

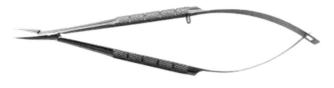

图 2-4-7　显微持针钳

第五节　刀　柄　类

1. 手术刀柄　分 7# 和 9# 两种，7# 全长 160mm，9# 全长 125mm。可套上不同型号刀片，用于切开皮肤（图 2-5-1）。

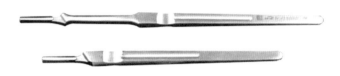

图 2-5-1　手术刀柄

上：7 号手术刀柄；下：9 号手术刀柄。

2. 刀片夹持器　全长 120mm，弹簧式。夹持剃须刀片制成的刀具，用作皮肤、角膜、巩膜等组织的切开，不适宜作较厚的皮肤切开（图 2-5-2）。

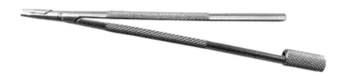

图 2-5-2　刀片夹持器

第六节　手　术　刀

1. 巩膜穿刺刀（矛型刀）　全长 132mm，直形，刃长 5mm。用于玻璃体切除手术或青光眼手术的巩膜穿刺（图 2-6-1）。

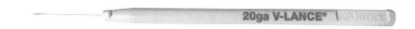

图 2-6-1　巩膜穿刺刀（矛型刀）

2. 侧切口刀（15°刀）　又称角巩膜穿刺刀，全长 113mm，直形单刃，斜角 15°。用于制作白内障手术侧切口、前房穿刺等（图 2-6-2）。

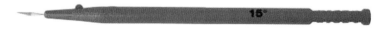

图 2-6-2　侧切口刀（15°刀）

3. 白内障主切口刀（1.8~3.2mm）　又称裂隙刀，全长 113mm。用于制作白内障手术主切口隧道（图 2-6-3）。

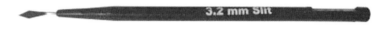

图 2-6-3　白内障主切口刀

4. 巩膜隧道刀　全长 113mm，月形，宽度 1.25mm。用于制作巩膜瓣隧道，切除角巩膜缘组织及虹膜等周边组织，可提高制瓣的效率及操作便利性（图 2-6-4）。

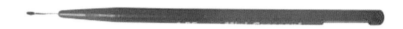

图 2-6-4　巩膜隧道刀

5. 小梁切开刀　全长 58mm，切开器有引导和切开上下两刃，刃长 10mm，两刃间距离为 3mm。每套有左右侧两把，分别作左、右小梁切开用。用于小梁组织的切开，一刃插入 Schlemm 管内作切开小梁用，另一刃作为在管外操刀时起引导作用（图 2-6-5）。

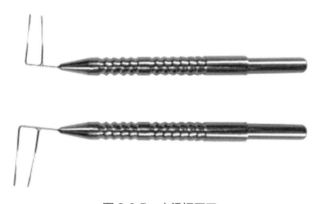

图 2-6-5　小梁切开刀

第七节　测 量 器

1. 眼用规（眼用测量尺）　全长 75~80mm，可调试测量范围为 0~20mm，精确度为 0.5mm，用于手术切口的定位，眼肌缩短、后退距离的测量（图 2-7-1）。

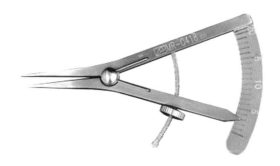

图 2-7-1　眼用规（眼用测量尺）

2. 医用钢尺　全长 150mm，测量范围为 0~150mm，精确度为 1mm，用于硅胶植入物的长度测量及睑裂宽度的测量（图 2-7-2）。

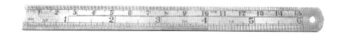

图 2-7-2　医用钢尺

3. 眼窝测量球　用于眼球摘除术后测量眼窝的大小，便于选择合适的义眼座植入，有 16mm、18mm、20mm、22mm 四个规格（图 2-7-3）。

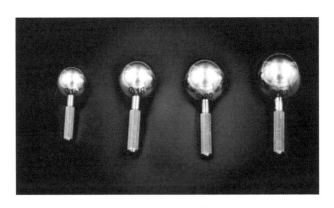

图 2-7-3　眼窝测量球

4. 角膜标记器　全长 117mm，头端直径 12mm，标记齿边缘呈半锐利，能容许作最轻的标记压痕，在标记圈上有 8 齿、12 齿等规格。用于制作角膜瓣时确定中心位置并做标记（图 2-7-4）。

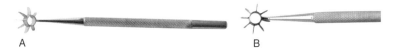

图 2-7-4　角膜标记器

A. 角膜标记器整体图；B. 角膜标记器功能端。

第八节　拉　　钩

1. 眼睑拉钩　全长 125~135mm，头宽有 8mm、10mm、12mm 等规格。用于牵拉眼睑、皮肤切口，暴露术野，以便于操作（图 2-8-1）。

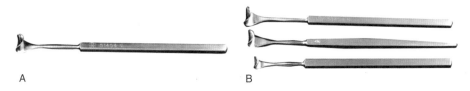

图 2-8-1　眼睑拉钩

A. 眼睑拉钩；B. 不同规格的眼睑拉钩。

2. 斜视钩　全长 120~135mm，头宽有 6mm、8mm、10mm、12mm 等规格，钩头圆滑。用于斜视手术中牵拉眼肌或筋膜（图 2-8-2）。

3. 眼深部拉钩　分为 C 型和 Z 型。用于牵拉组织，暴露术野（图 2-8-3）。

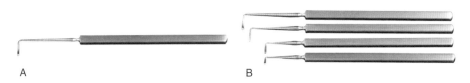

图 2-8-2　斜视钩

A. 斜视钩；B. 不同规格的斜视钩。

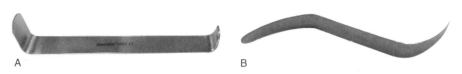

图 2-8-3　眼深部拉钩

A. C 型眼深部拉钩；B. Z 型眼深部拉钩。

第九节　晶状体线环

晶状体线环（带灌注的晶状体套圈），器械圈长 44mm，头部弯形，圈宽 4mm、长 6mm，三个灌注口分别位于 12 点、3 点及 9 点方位。用于白内障手术中套住晶状体核将其娩出，并带有冲洗功能（图 2-9-1）。

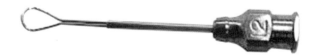

图 2-9-1　晶状体线环

第十节　灌注 - 抽吸套管

灌注 - 抽吸套管分为直头、左弯和右弯，是既有冲洗功能，又有抽吸功能的吸引器。弯柄全长 35mm，抽吸口规格直径 0.25~0.4mm，经主插孔灌注，旁侧排出孔抽吸，连接硅胶管使用，用于冲洗、抽吸晶状体皮质（图 2-10-1）。

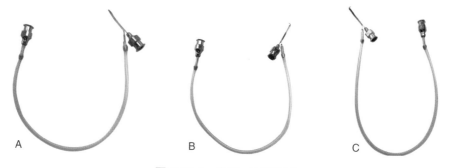

图 2-10-1　灌注 - 抽吸套管

A. 注吸器（直头）；B. 注吸器（左弯）；C. 注吸器（右弯）。

第十一节　针头、灌注套管

1. 前房冲洗针头　0.4mm×21mm，钝针头，前端 4mm，弯曲 45°。可通过角巩膜缘切口进入前房，接上注射器注入黏弹剂或平衡盐溶液到前房（图 2-11-1）。

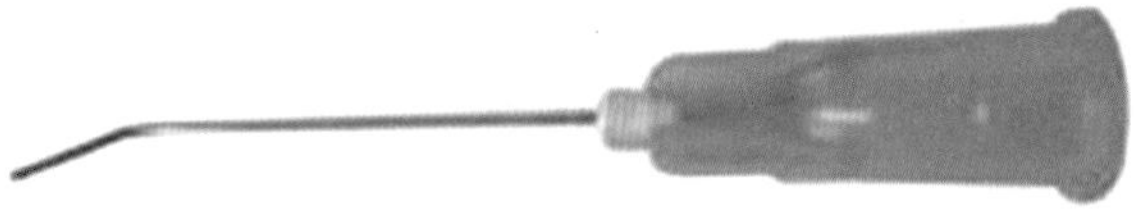

图 2-11-1　前房冲洗针头

2. 破囊针头　0.36mm×13mm,术者用持针器将针尖弯曲 1mm,弯曲度≥90°。尖端弯曲的破囊针头可将晶状体前囊膜撕开成一个光滑的圆形切口(图 2-11-2)。

3. 球后针头　0.5mm×38mm,用于球后注射(图 2-11-3)。

4. OT 针头　0.45mm×16mm。用于结膜下注射、角膜异物剔除(图 2-11-4)。

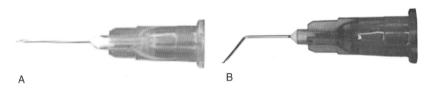

A   B

图 2-11-2　破囊针头

A. 破囊针头;B. 用持针器将专用针头弯曲针尖 1mm,弯曲度≥90°。

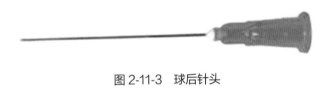

图 2-11-3　球后针头

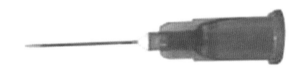

图 2-11-4　OT 针头

5. 泪道探通针头　有 7# 和 8#,分别由 0.7mm×45mm、0.8mm×60mm 冲洗针头经打磨加工而成,行泪道探通术和泪道冲洗时使用,7# 用于小儿,8# 用于成人(图 2-11-5)。

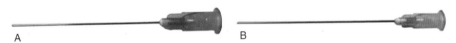

A   B

图 2-11-5　泪道冲洗针头

A. 7# 泪道冲洗针头;B. 8# 泪道冲洗针头。

第十二节　器　皿　类

1. **玻璃皿**　直径 60mm。用于盛装角膜植片、羊膜材料（图 2-12-1）。
2. **不锈钢小盒**　用于固定盛装灌注液的小杯或分开盛装显微器械（图 2-12-2）。

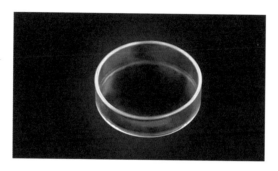

图 2-12-1　玻璃皿

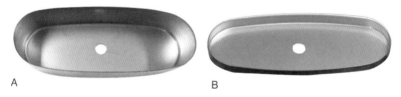

图 2-12-2　不锈钢小盒

A. 盒体；B. 盒盖。

3. **钢杯**　分大、中、小三种规格，小钢杯高 40mm，杯口径 45mm；中钢杯高 50mm，杯口径 50mm；大钢杯高 60mm，杯口径 60mm。用于盛装手术中使用的各种溶液（图 2-12-3）。

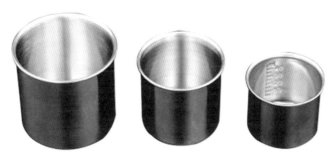

图 2-12-3　钢杯

4. 圆碗 直径 150mm。用于手术中盛装较大量的溶液（图 2-12-4）。

5. 保温杯 保持热水不过快冷却。用于眼球摘除术、内镜手术（图 2-12-5）。

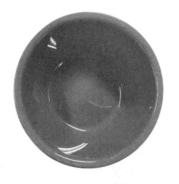

图 2-12-4 圆碗

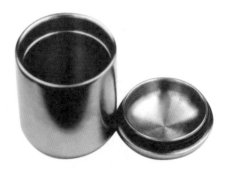

图 2-12-5 保温杯

第十三节 光 学 类

1. 角膜接触镜 在施行玻璃体手术时，能帮助观察玻璃体病变及扩大手术视野（图 2-13-1）。

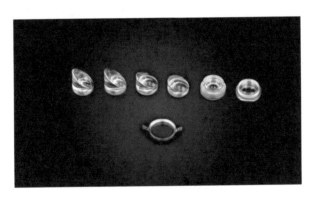

图 2-13-1 角膜接触镜整套

（1）平凹镜：上表面为平面，用于无填充状态下或无晶状体眼伴气体填充状态下，观察后极部视网膜及中央玻璃体（图 2-13-2）。

（2）双凹接触镜：上表面是凹面。用于有晶状体眼伴气体填充状态下观察后极部视网膜（图 2-13-3）。

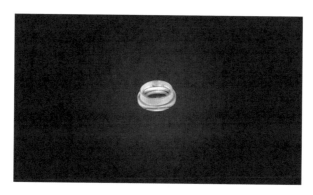

图 2-13-2　平凹镜

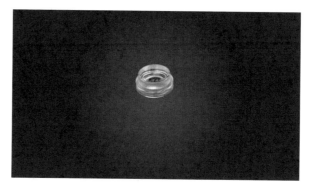

图 2-13-3　双凹接触镜

（3）低斜镜：斜角 20°。用于无填充状态下或无晶状体眼伴气体填充状态下,转动眼球时可见赤道部（图 2-13-4）。

（4）中斜镜：斜角 30°。用于无填充状态下或无晶状体眼伴气体填充状态下,转动眼球可见部分周边视网膜（图 2-13-5）。

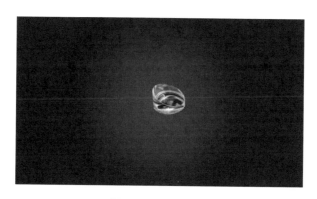

图 2-13-4　低斜镜

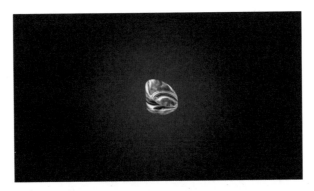

图 2-13-5　中斜镜

（5）高斜镜：斜角 50°。用于无填充状态下或无晶状体眼伴气体填充状态下，转动眼球可见周边视网膜（图 2-13-6）。

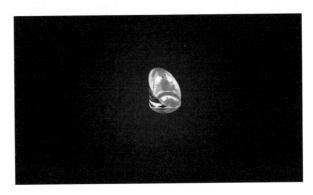

图 2-13-6　高斜镜

（6）双凹斜面镜：斜角 50°，上表面是凹面。用于有晶状体眼行气液交换时观察周边视网膜（图 2-13-7）。

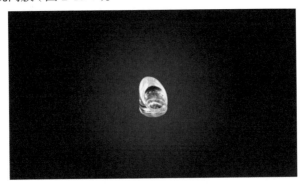

图 2-13-7　双凹斜面镜

（7）固定环：用于固定角膜接触镜（图 2-13-8、图 2-13-9）。

2. 非球面双凸透镜　临床手术中常用的是 20D 透镜，可放大 3~4 倍，用于检查眼底（图 2-13-10）。

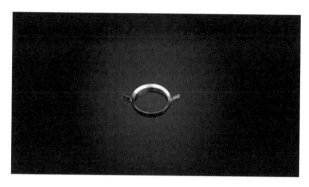

图 2-13-8　固定环

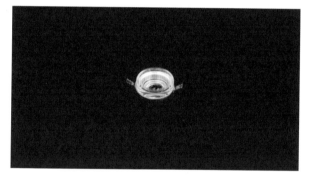

图 2-13-9　固定环使用

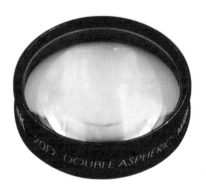

图 2-13-10　非球面双凸透镜

3. 简易角膜曲率计   在光学性角膜移植手术后,观察角膜移植片中央光学区散光的情况,指导角膜缝线松紧调整。由均匀间隔的放射状组成的视标,可从主观角度定量分析被测眼散光的焦度和轴向(图 2-13-11)。

4. 广角镜   可观察 130° 视野范围的眼底,用于玻璃体视网膜手术(图 2-13-12)。

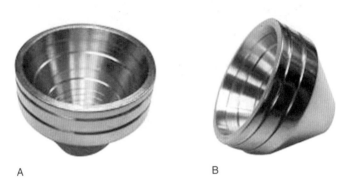

图 2-13-11   简易角膜曲率计

A. 简易角膜曲率计正面图;B. 简易角膜曲率计侧面图。

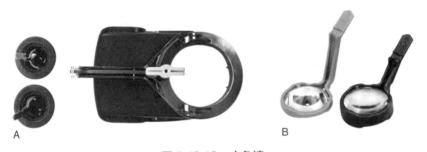

图 2-13-12   广角镜

A. 广角镜整套图;B. 广角镜镜片。

第十四节   止 血 类

1. **止血器**   由开关控制阻断电阻丝发热灼烧,将发热丝对准微血管以点触式的方式进行烧烙止血,眼科手术中用于眼睑、结膜微血管的止血(图 2-14-1)。

2. **双极电凝**   由一个发生器和双极电凝镊组成,电凝两极由两片镊子叶分担。使用双极电凝止血时,对组织破坏范围很小,止血效果好,用于眼睑、眼眶手术的止血(图 2-14-2)。

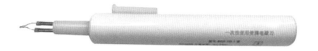

图 2-14-1　止血器

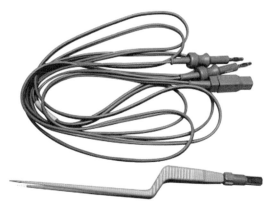

图 2-14-2　双极电凝

第十五节　特殊手术器械

1. 睑板腺囊肿刮匙　全长 130mm，刮匙呈杯形，直径为 1.5~3.5mm，手柄呈扁形。用于清除睑板腺囊肿内容物（图 2-15-1）。

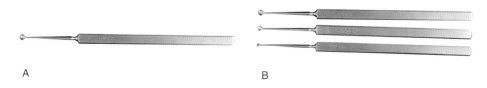

A

B

图 2-15-1　睑板腺囊肿刮匙

A. 睑板腺囊肿刮匙；B. 不同规格的睑板腺囊肿刮匙。

2. 睑板腺囊肿夹　全长 90mm，分为大、中、小三种规格，由圆形或椭圆形坚固的下板和环形的上板构成，两者的锯齿状手柄由锁母螺丝固定。下板的直径大小约 16mm，上板的直径 12~14mm。在睑板腺囊肿切开前根据囊肿大小选择合适型号的睑板腺囊肿夹，起到固定、暴露、止血及保护眼表组织的作用（图 2-15-2）。

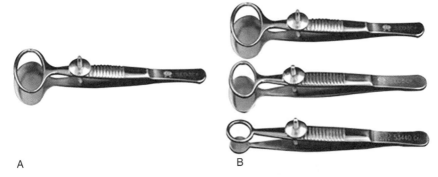

图 2-15-2 睑板腺囊肿夹

A. 睑板腺囊肿夹；B. 不同规格的睑板腺囊肿夹。

3. 睑内翻夹 全长 90mm，分为左式和右式，主要由坚固的底板和上面呈弓形的夹板构成，两板可由锁母螺丝固定。在眼睑手术时起固定、暴露、止血作用（图 2-15-3）。

4. 眼睑垫板 也叫角板，全长 100mm，两头宽为 18~22mm。使用时置入穹窿部撑起睑板面，使眼睑皮肤形成一定的张力，便于切开眼睑皮肤或切除眼睑肿物，同时保护角膜（图 2-15-4）。

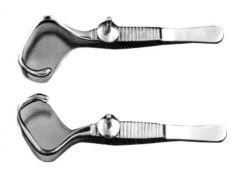

图 2-15-3 睑内翻夹

上：左式睑内翻夹；下：右式睑内翻夹。

5. 射频刀 用于软组织的切割和止血（图 2-15-5）。

6. 泪道探针 全长 140mm，有多种规格，直径 0.5~1.2mm（图 2-15-6）。用于探查或扩张泪道。

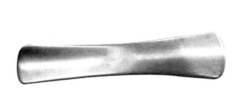

图 2-15-4 眼睑垫板

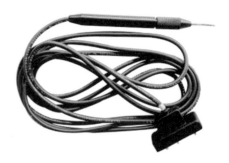

图 2-15-5 射频刀

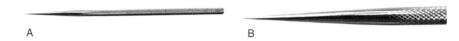

图 2-15-6 泪道探针

7. 泪点扩张器 全长 100mm,头端呈圆锥形,圆形手柄表面有滚花压纹(图 2-15-7)。用于扩张泪小点。

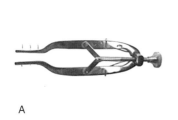

图 2-15-7 泪道探针

A. 泪道探针整体图;B. 泪道探针功能端。

8. 泪囊牵开器 全长 85mm,头端两侧有 3 个 2mm×3mm 弯齿,两侧张开范围达 20mm。用于泪囊区肿物或泪囊摘除时撑开皮下组织(图 2-15-8)。

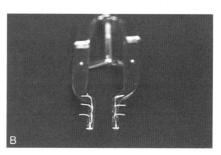

图 2-15-8 泪囊牵开器

A. 泪囊牵开器整体图;B. 泪囊牵开器功能端。

9. 鼻撑 全长 150mm,头端直径 4~10mm。用于鼻泪管吻合术中撑开术区(图 2-15-9)。

10. 双头片铲(泪囊保护器) 全长 180mm,双头宽分别为 3mm、11.5mm。在泪囊摘除或泪囊鼻腔吻合手术中分离泪囊内侧壁时保护泪囊,同时分离泪囊与泪囊窝骨壁(图 2-15-10)。

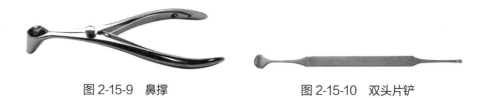

图 2-15-9 鼻撑 　　　　　图 2-15-10 双头片铲

11. 泪小点切开刀 全长 130mm。用于切开泪小点、泪小管（图 2-15-11）。

12. 线状刀 全长 130mm。用于泪囊鼻腔吻合术中泪囊黏膜及鼻腔黏膜的切开（图 2-15-12）。

13. 泪道引流管 用于泪道阻塞再通术，起支撑作用，防止泪道狭窄、粘连（图 2-15-13）。

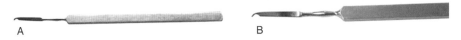

图 2-15-11 泪小点切开刀

A. 泪小点切开刀整体图；B. 泪小点切开刀功能端。

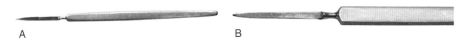

图 2-15-12 线状刀

A. 线状刀整体图；B. 线状刀功能端。

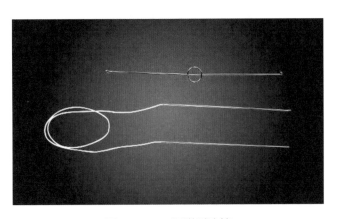

图 2-15-13 泪道引流管

14. 高频泪道探针 全长 135mm，高频泪道治疗仪专用探针，根据泪道的大小选择合适的型号，利用高频电碳化鼻泪管内的阻塞组织，使鼻泪管通畅（图 2-15-14）。

15. 角膜环钻 直径 1.5~15mm，每 0.25mm 一个规格；直径 16~18mm，每 1mm 一个规格。用于角膜移植手术供体、受体角膜的测量、裁取（图 2-15-15）。

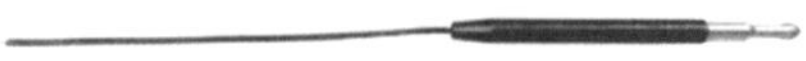

图 2-15-14 高频泪道探针

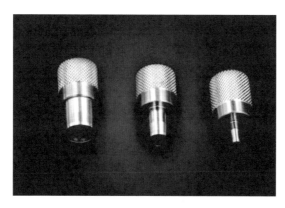

图 2-15-15　角膜环钻

16. 角膜垫枕（角膜刻切枕） 直径 18mm，高 14mm（图 2-15-16）。用作裁取角膜材料时的承垫。

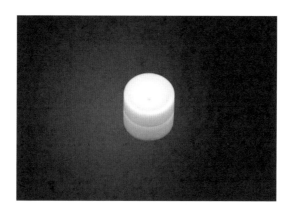

图 2-15-16　角膜垫枕（角膜刻切枕）

17. LenSx Laser 患者接口 由压平吸引锥（含锥体、压平镜、吸引环）、管路、射频识别装置和真空接头组成。用于飞秒激光辅助白内障超声乳化术，连接在激光头上用于术中患者眼球的对接与锚定（图 2-15-17）。

18. 切口分离器 用于分离飞秒激光处理过后交联的角膜切口组织（图 2-15-18）。

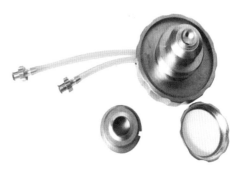

图 2-15-17　LenSx Laser 患者接口

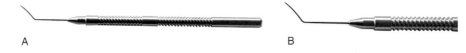

图 2-15-18 切口分离器

A. 切口分离器整体图；B. 切口分离器功能端。

19. IntraLase 患者接口组件 由压平镜（锥镜）、吸环组件和注射器组成，其中吸环组件的功能为固定眼球，将眼球与接触镜耦合。用于飞秒激光辅助角膜移植手术（图 2-15-19）。

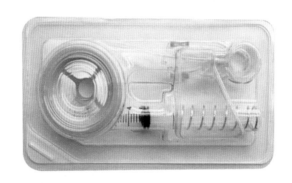

图 2-15-19 IntraLase 患者接口组件

20. 透镜镊 全长 130mm，头端呈弯型。用于在全飞秒手术中夹取透镜（图 2-15-20）。

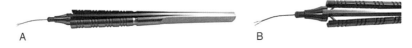

图 2-15-20 飞秒透镜镊

A. 飞秒透镜镊整体图；B. 飞秒透镜镊功能端。

21. 角膜上皮掀瓣器 在全飞秒手术中一头用于透镜边缘分离，另一头可用作精准掀瓣（图 2-15-21）。

22. 角膜上皮分离器 在全飞秒手术中用于透镜分离（图 2-15-22）。

23. 角膜上皮刮刀 全长 121mm，环的直径在 7~8.5mm 范围内。沿角膜上皮环锯压出的环形痕迹刮除角膜上皮（图 2-15-23）。

24. 角膜上皮环锯 全长 121mm，在角膜表面做压痕，标记激光的扫描范围（图 2-15-24）。

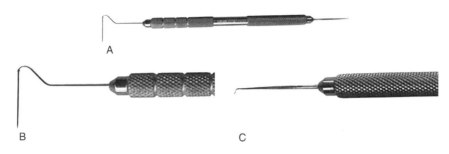

图 2-15-21　掀瓣镊

A. 掀瓣镊整体图；B、C. 掀瓣镊功能端。

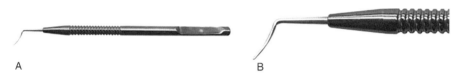

图 2-15-22　角膜上皮分离器

A. 角膜上皮分离器整体图；B. 角膜上皮分离器功能端。

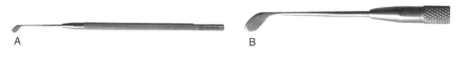

图 2-15-23　角膜上皮刮刀

A. 角膜上皮刮刀整体图；B. 角膜上皮刮刀功能端。

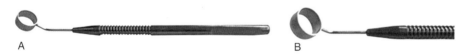

图 2-15-24　角膜上皮环锯

A. 角膜上皮环锯整体图；B. 角膜上皮环锯功能端。

25. 虹膜恢复器　全长 120mm，直形，方柄连体，头长 25mm，宽 1.5~3mm。用于虹膜复位、分离虹膜前后粘连及整复粘连在切口或伤口的玻璃体（图 2-15-25）。

26. 虹膜拉钩　全长 13mm，头端直径 0.2mm。用于白内障和玻璃体手术中由于各种原因无法用药物散大瞳孔的患者，可用虹膜拉钩进行机械性扩大瞳孔，充分暴露术野（图 2-15-26）。

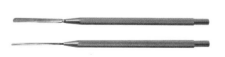

图 2-15-25　虹膜恢复器

上：宽虹膜恢复器；下：窄虹膜恢复器。

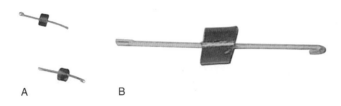

图 2-15-26   虹膜拉钩

A. 虹膜拉钩整体图；B. 电子显微镜下的虹膜拉钩。

27. 劈核钩   刀背呈圆柱形并带半球形头部，向内 90° 或 45° 方向有刀刃，用于小切口白内障囊外摘除手术，辅助劈开晶状体核（图 2-15-27）。

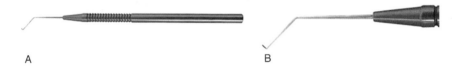

图 2-15-27   劈核钩

A. 劈核钩整体图；B. 劈核钩功能端。

28. 劈核器（碎核镊）   头端 1/2 弧形。用于白内障手术快速劈开或粉碎病变的晶状体核（图 2-15-28）。

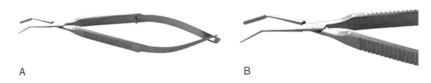

图 2-15-28   劈核器（碎核镊）

A. 劈核器整体图；B. 劈核器功能端。

29. 人工晶状体调位钩   全长 100mm，头端角形，0.2~0.25mm 圆弯头。用于调整人工晶状体的位置（图 2-15-29）。

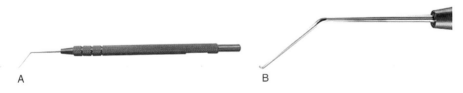

图 2-15-29   人工晶状体调位钩

A. 人工晶状体调位钩整体图；B. 人工晶状体调位钩功能端。

30. 超声乳化手柄 由柄体、针头及针头套管组成,柄体上连有电源线,并有灌注、抽吸两孔连接超乳水管。用于乳化粉碎晶状体核并将其吸出(图 2-15-30)。

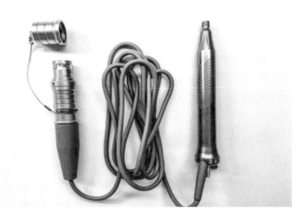

图 2-15-30 超声乳化手柄

31. 注吸手柄 全长 136mm,分为一体式、分体式,分别有直头、弯头、45°头。用于抽吸清除残留的晶状体皮质和黏弹剂(图 2-15-31)。

32. 人工晶状体辅助植入器 呈旋入式,由推杆、推动管两部分组成,在折叠式人工晶状体植入术时配合注射头或折叠夹,供注入折叠式软性人工晶状体用(图 2-15-32)。

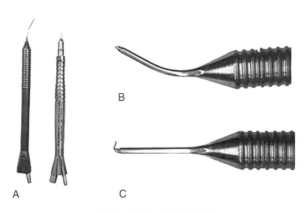

图 2-15-31 注吸手柄

A. 左:一体式注吸手柄;右:分体式注吸手柄;
B. 直头注吸手柄功能端;C. 弯头注吸手柄功能端。

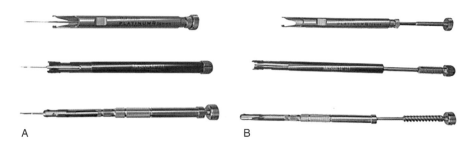

图 2-15-32 人工晶状体辅助植入器

A. 人工晶状体辅助植入器旋入状态；B. 人工晶状体辅助植入器旋出状态。

33. 张力环植入器 用于囊袋张力环的植入（图 2-15-33）。

34. 视网膜钩 有 20~27G 多种规格，用于剥除视网膜前膜或视网膜下膜（图 2-15-34）。

35. 巩膜塞 用于临时封闭巩膜切口（图 2-15-35）。

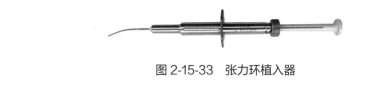

图 2-15-33 张力环植入器

图 2-15-34 视网膜钩

A. 视网膜钩整体图；B. 视网膜钩功能端。

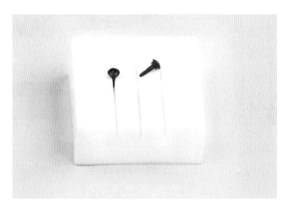

图 2-15-35 巩膜塞

36. 笛形放液针　由手柄和针头组成,前端针头通过螺帽固定在手柄上,手柄下端有一长形凹槽,内放置带孔的硅胶管。用于经眼内排出视网膜下液,吸出视网膜表面的新鲜积血,进行气/液交换、硅油置换和排出术中使用的重水等(图2-15-36)。

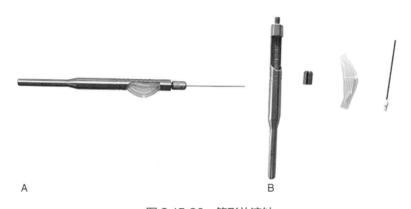

图2-15-36　笛形放液针

A. 笛形放液针整体图;B. 笛形放液针结构分解。

37. 硅油注入架　工作距离0~75mm,将盛有硅油的注射器装到硅油架上,通过旋紧螺旋手柄,推动注射器的套心将硅油注入眼内(图2-15-37)。

38. 定位环(角膜环圈)　由不锈钢丝制成,其大小为12~22mm。用于眼内异物的标记定位(图2-15-38)。

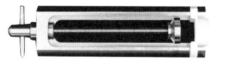

图2-15-37　硅油注入架

图2-15-38　定位环

39. 磁棒、磁吸头　用于取出眼部磁性异物,接触其他手术器械可致器械磁化(图2-15-39)。

40. 骨膜剥离器　分大、中、小三种规格。大骨膜剥离器长168mm,头宽6mm;中骨膜剥离器,长180mm,头宽分别为3mm和4mm;小骨膜剥离器长125mm,头宽5mm。用于剥离骨膜、肿瘤及其周围组织(图2-15-40)。

41. 脑压板　全长220mm,宽分别为12mm、15mm、20mm。用于牵拉或保护手术部位周边组织,手术中可持续或以软轴牵开器固定(图2-15-41)。

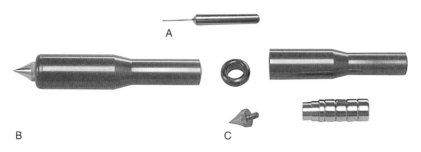

图 2-15-39　磁棒、磁吸头

A. 磁棒；B. 磁吸头整体图；C. 磁吸头结构分解。

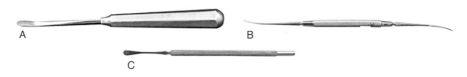

图 2-15-40　骨膜剥离器

A. 大骨膜剥离器；B. 中骨膜剥离器；C. 小骨膜剥离器。

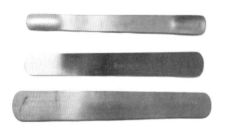

图 2-15-41　脑压板

上：小脑压板；中：中脑压板；
下：大脑压板。

42. 电动工具　即微型动力系统，在眼科手术中主要用于眼眶骨折整复、眼眶减压、眼眶肿物摘除术。用作切、钻、铰、剥离、打磨骨骼、骨骼黏合剂及其他与骨骼有关的组织，也用于放置切割螺丝、金属、导丝、别针和其他固定装置（图 2-15-42）。

43. 骨孔扩大器　用于泪囊鼻腔吻合（图 2-15-43）。

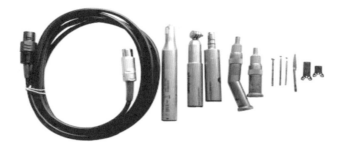

图 2-15-42　电动工具

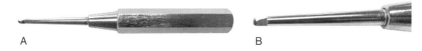

图 2-15-43 骨孔扩大器

A. 骨孔扩大器整体图；B. 骨孔扩大器功能端。

44. 鼻腔吸引管 由吸引头、吸引管、手柄和接头组成，头端呈圆形。用于内镜下泪囊鼻腔吻合手术（图 2-15-44）。

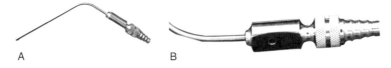

图 2-15-44 鼻腔吸引管

A. 鼻腔吸引管整体图；B. 骨鼻腔吸引管手持端（有一侧孔）。

45. 鼻内镜硬管镜 有 0°、30°、70°、90° 不等的角度，可以放大视野 6~12 倍，由于有良好的照明，加之本身比较细，直径只有 2.7~4.0mm，可以很方便地通过狭窄的鼻腔和鼻道内结构，通过配套的手术器械对眼鼻相关疾病如泪囊炎、泪道肿瘤、眼眶肿瘤等进行手术治疗（图 2-15-45）。

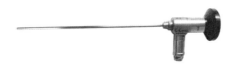

图 2-15-45 鼻内镜硬管镜

46. 大刮匙 头端呈椭圆形、匙形，5mm×3mm。用于剜出眼内容物（图 2-15-46）。

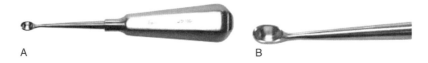

图 2-15-46 大刮匙

A. 大刮匙整体图；B. 大刮匙功能端。

第三章

眼科手术常用敷料和器械包

根据眼科手术的特点和不同手术方式的需要,配置相应的敷料包和手术器械包。敷料包内有台套、包头巾、直孔巾、横孔巾;手术器械包按照手术方式配置基础器械,再根据不同手术者的使用要求,添加所需的特殊器械,既满足了手术的个性化需求,又方便对器械包的管理。

第一节　眼科手术常用敷料

一、棉签

1. 普通大棉签

【规格】

全长约 15cm,棉头粗约 1.2cm,用木棍、竹签缠好棉花制作而成(图 3-1-1)。

【用途】

主要用于术野皮肤的消毒。

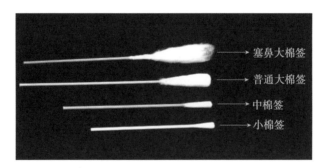

图 3-1-1　棉签

2. 塞鼻大棉签

【规格】

全长约 15cm,棉头松散（图 3-1-1）。

【用途】

主要用于泪囊鼻腔吻合手术前填塞鼻道,达到麻醉和止血的目的。

3. 中棉签

【规格】

全长约 12cm,棉头粗约 0.7cm,用木棍、竹签缠好棉花制作而成（图 3-1-1）。

【用途】

用于眼眶、泪囊鼻腔手术拭血、止血。

4. 小棉签

【规格】

全长约 8cm,棉头粗约 0.3cm。用木棍、竹签缠好棉花制作而成（图 3-1-1）。

【用途】

用于术中拭血、止血。

二、方纱（布）

【规格】

用纱布折叠成 7.5cm×6cm 大小（图 3-1-2）。

【用途】

用于术中止血。

三、棉垫

【规格】

用 12cm×12cm 的细柔密织纱布两层,中间夹棉片制成（图 3-1-3）。

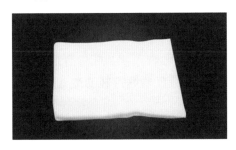

图 3-1-2　方纱（布）

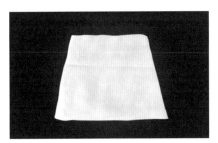

图 3-1-3　棉垫

【用途】

用于较大皮肤创面的包扎止血。

四、眼垫

【规格】

长、宽、厚约为 6.5cm×5.5cm×1cm，柔软，有吸水性（图 3-1-4）。

【用途】

用于术后或眼部伤口的包扎，促进创面愈合。

五、泪囊垫枕

【规格】

用方纱缝制，长、宽、厚约为 1.5cm×1.0cm×0.8cm（图 3-1-5）。

【用途】

用于泪囊摘出后加压皮肤切口，以消除摘出泪囊后遗留的无效腔。

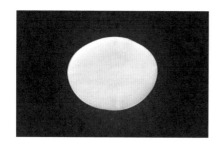

图 3-1-4 眼垫

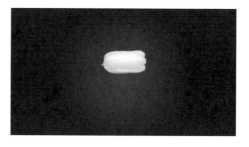

图 3-1-5 泪囊垫枕

六、绷带

【规格】

长 6m，宽 4.8cm（图 3-1-6）。

【用途】

用作眼部包扎，有纱布绷带和弹性自粘绷带两种。纱布绷带有良好的拉伸性与弹性，紧密贴合人体曲线，吸水性好；弹性自粘绷带轻薄透气，柔软舒适，自身粘合，无需固定，便于使用。

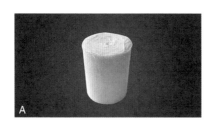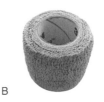

图 3-1-6　绷带

A. 纱布绷带；B. 弹性自粘绷带。

七、台套

【规格】

上层长 130cm，下层长 110cm，宽 46cm（图 3-1-7）。可按器械台尺寸稍加宽制成，上层较下层长，将器械台升降部分遮盖。

【用途】

灭菌台套套到手术器械台上，形成无菌区域。

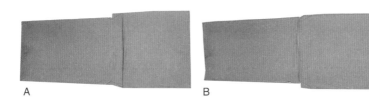

图 3-1-7　台套

A. 台套正面；B. 台套反面。

八、布巾

【规格】

95cm×65cm，单层（图 3-1-8）。

【用途】

常用于手术铺巾时包裹患者的头发。包裹患者头发的布巾（包头巾）由两条布巾组成，其中一条铺在垫枕上，另一条用于包裹手术患者的头发。

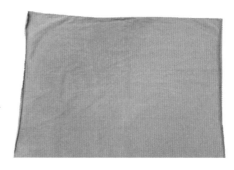

图 3-1-8　布巾

九、直孔巾（二折巾）

【规格】

大小为 135cm×105cm，开孔位置在布巾长 1/3 正中位置，大小为 8cm×6cm 的横椭圆形孔，孔周围 25cm×25cm 为双层，其余地方为单层（图 3-1-9）。

【用途】

用以遮盖眼部术野以外到胸前的部分（折法：平铺→从中间对折→提上半部分扇形折三次→下半部分同法折三次→中间对折→上、下两部分反折；手术铺巾时开孔正对准术眼，展开至术者胸前）。

十、横孔巾（三折巾）

【规格】

大小为 135cm×105cm，开孔位置在布巾的正中央，大小为 8cm×6cm 的竖椭圆形孔，孔周围 25cm×25cm 为双层，其余地方为单层（图 3-1-10）。

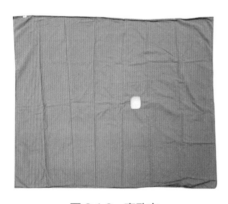
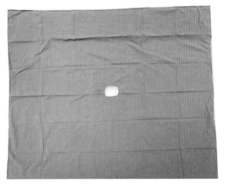

图 3-1-9　直孔巾　　　　　　　　图 3-1-10　横孔巾

【用途】

用以遮盖眼部术野以外的周围皮肤（折法：平铺→从中间对折→提上半部分扇形折三次→下半部分同法折三次→中间对折→上、下两部分反扇形折两次；手术铺巾时开孔正对准术眼，铺放在直孔巾上方）。

十一、婴幼儿专用敷料包

用途：用于婴幼儿眼科手术（表 3-1-1）。

表 3-1-1　婴幼儿专用敷料包

配置名称	数量	规格 /cm	配置名称	数量	规格 /cm
外包布	1 条	50×80	包头巾	1 条	80×50
孔巾	1 条	100×100	垫单	1 条	90×60
小孔巾	1 条	130×100	夹子	1 个	

第二节　眼科手术常用器械包

一、眼睑皮肤伤口缝合手术器械包

见表 3-2-1、图 3-2-1。

表 3-2-1　眼睑皮肤伤口缝合手术器械包

器械名称	数量	器械名称	数量
中钢杯	1 个	固定开睑器	1 个
持针钳（小）	1 把	显微结膜镊（有齿）	1 把
眼用剪（弯尖）	1 把	显微结膜镊（无齿）	1 把

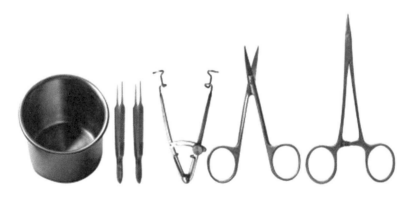

图 3-2-1　眼睑皮肤伤口缝合手术器械包

二、睑板腺囊肿手术器械包

见表 3-2-2、图 3-2-2。

表 3-2-2 睑板腺囊肿手术器械包

器械名称	数量	器械名称	数量
大钢杯	1个	睑板腺囊肿刮匙	1把
持针钳（小）	1把	显微结膜镊（有齿）	1把
眼用剪（弯尖）	1把	角膜剪	1把
睑板腺囊肿夹	1个		

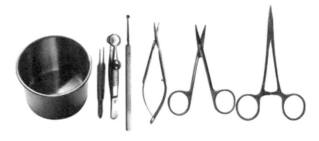

图 3-2-2 睑板腺囊肿手术器械包

三、矫形手术器械包

见表 3-2-3、图 3-2-3。

表 3-2-3 矫形手术器械包

器械名称	数量	器械名称	数量
大钢杯	1个	眼睑拉钩（8mm）	1个
持针钳（小）	1把	眼睑拉钩（12mm）	1个
弯止血钳	6把	斜视钩（8mm）	1个
直止血钳	2把	斜视钩（12mm）	1个
眼用剪（弯尖）	1把	医用钢尺	1把
眼用剪（弯钝）	1把	显微结膜镊（有齿）	1把
眼睑垫板	1个	显微结膜镊（无齿）	1把
手术刀柄（7#）	1把	显微眼用镊（有齿）	1把
刀片夹持器	1个	显微眼用镊（无齿）	1把

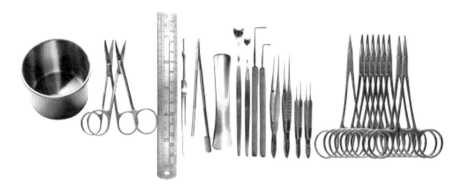

图 3-2-3　矫形手术器械包

四、泪器手术器械包

（一）泪道浚通＋义管植入手术器械包

见表 3-2-4、图 3-2-4。

表 3-2-4　泪道浚通＋义管植入手术器械包

器械名称	数量	器械名称	数量
中钢杯	1 个	泪点扩张器	2 个
眼用剪（弯尖）	1 把	带钩泪道探针（7# 或 8#）	1 个
持针钳	1 把	鼻撑	1 个
弯止血钳	1 把	显微结膜镊（无齿）	1 把

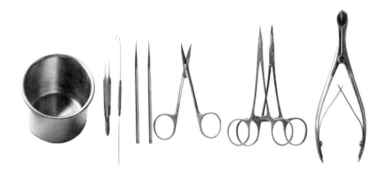

图 3-2-4　泪道浚通＋义管植入手术器械包

（二）泪囊鼻腔吻合手术器械包

见表 3-2-5、图 3-2-5。

表 3-2-5　泪囊鼻腔吻合手术器械包

器械名称	数量	器械名称	数量
大钢杯	1 个	眼睑拉钩（10mm）	1 个
持针钳（小）	1 把	睑板腺囊肿刮匙（1.5mm）	1 个
弯止血钳	2 把	泪小管切开刀	1 把
直止血钳	1 把	线状刀	1 把
刀柄	1 把	骨凿	1 个
眼用剪（弯尖）	1 把	骨孔扩大器	1 个
眼用剪（弯钝）	1 把	泪囊保护器	1 个
泪囊牵开器	1 个	枪状咬骨钳	2（大、小各 1 把）把
泪道探针（7# 或 8#）	1 个	显微眼用镊（有齿）	1 把
小骨膜剥离器	1 个	显微眼用镊（无齿）	1 把
斜视钩（8mm）	1 个		

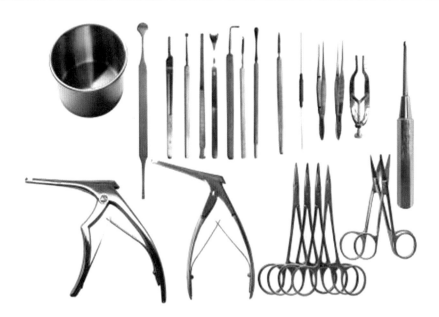

图 3-2-5　泪囊鼻腔吻合手术器械包

（三）内镜手术器械包

见表 3-2-6、图 3-2-6。

表 3-2-6 内镜手术器械包

器械名称	数量	器械名称	数量
大钢杯	1个	鼻撑	1个
持针钳（小）	1把	泪点扩张器	2个
弯止血钳	6把	鼻用枪状镊	1把
手术刀柄（9#）	1把	鼻腔吸引管	1个
眼用剪（弯尖）	1把	泪道探针（7# 或 8#）	1个
中骨膜剥离器	1个	显微结膜镊（无齿）	1把

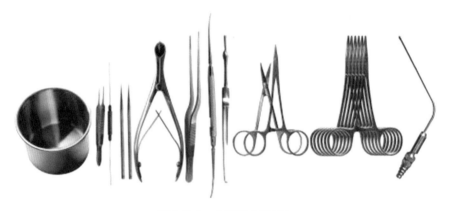

图 3-2-6 内镜手术器械包

（四）泪囊摘除手术器械包

见表 3-2-7、图 3-2-7。

表 3-2-7 泪囊摘除手术器械包

器械名称	数量	器械名称	数量
大钢杯	1个	泪囊牵开器	1个
持针钳（小）	1把	小骨膜剥离器	1个
弯止血钳	2把	眼睑拉钩（10mm）	2个
直止血钳	1把	泪道探针（7# 或 8#）	1个
手术刀柄（7#）	1把	睑板腺囊肿刮匙（1.5mm）	1把
眼用剪（弯尖）	1把	显微眼用镊（有齿）	1把
眼用剪（弯钝）	1把	显微眼用镊（无齿）	1把
泪点扩张器	1个		

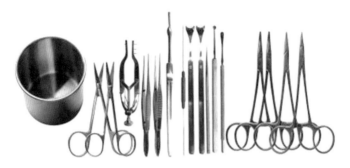

图 3-2-7　泪囊摘除手术器械包

五、眼眶手术器械包

见表 3-2-8、图 3-2-8。

表 3-2-8　眼眶手术器械包

器械名称	数量	器械名称	数量
大钢杯	1 个	小脑压板	2 个
持针钳（小）	1 把	大骨膜剥离器	1 个
弯止血钳	4 把	中骨膜剥离器	1 个
直止血钳	2 把	眼睑拉钩（12mm）	2 个
大弯血管钳	2 把	斜视钩（12mm）	2 个
大直血管钳	1 把	眼深部拉钩（C 型）	2 个
手术刀柄（7#）	1 把	眼深部拉钩（Z 型）	2 个
眼用剪（弯尖）	1 把	薄骨剪	1 把
眼用剪（弯钝）	1 把	显微眼用镊（有齿）	1 把
皮肤钳	2 把	显微眼用镊（无齿）	2 把
大脑压板	2 个		

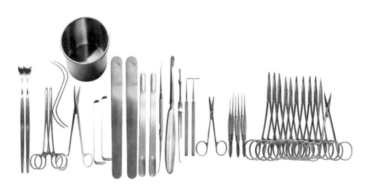

图 3-2-8　眼眶手术器械包

六、眼球摘出手术器械包

见表 3-2-9、图 3-2-9。

表 3-2-9　眼球摘出手术器械包

器械名称	数量	器械名称	数量
大钢杯	1个	视神经剪	1把
持针钳（小）	1把	斜视钩	2个
弯止血钳	4把	眼睑拉钩（10mm）	2个
直止血钳	2把	大刮匙	1个
眼用剪（弯尖）	1把	显微结膜镊（有齿）	1把
眼用剪（弯钝）	1把	显微结膜镊（无齿）	1把
固定开睑器	1个	显微眼用镊（有齿）	1把
刀片夹持器	1个	显微眼用镊（无齿）	1把

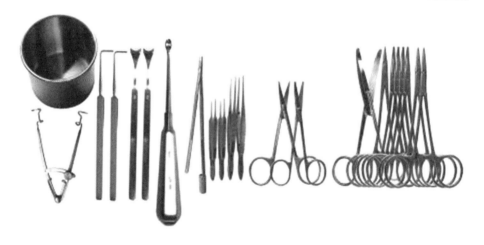

图 3-2-9　眼球摘出手术器械包

七、斜视矫正手术器械包

见表 3-2-10、图 3-2-10。

表 3-2-10 斜视矫正手术器械包

器械名称	数量	器械名称	数量
大钢杯	1 个	显微系线镊	1 把
弯止血钳	2 把	斜视镊（左）	1 把
遮睫开睑器	1 个	斜视镊（右）	1 把
眼用剪（弯尖）	1 把	显微结膜镊（有齿）	1 把
眼用规	1 个	显微结膜镊（无齿）	1 把
固定镊	1 把	显微眼用镊（有齿）	1 把
斜视钩（6mm）	2 个	显微眼用镊（无齿）	1 把
斜视钩（10mm）	2 个	显微持针钳	1 把
斜视钩（12mm）	2 个	眼外肌止端镊	2 把

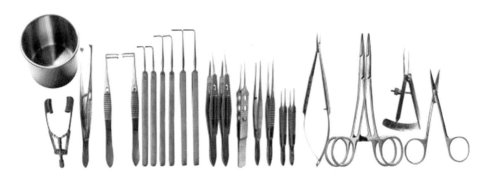

图 3-2-10 斜视矫正手术器械包

八、近视眼激光手术器械包

（一）全飞秒手术器械包

见表 3-2-11、图 3-2-11。

表 3-2-11 全飞秒手术器械包

器械名称	数量	器械名称	数量
透镜镊	1 把	自锁式开睑器	1 个
角膜上皮掀瓣器	1 个	显微系线镊	1 把
角膜上皮分离器	1 个	显微结扎镊	1 把

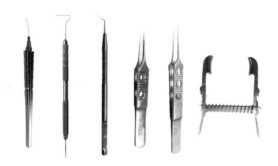

图 3-2-11 全飞秒手术器械包

（二）半飞秒手术器械包

见表 3-2-12、图 3-2-12。

表 3-2-12 半飞秒手术器械包

器械名称	数量	器械名称	数量
角膜上皮分离器	1 个	自锁式开睑器	1 个
角膜上皮掀瓣器	1 个	显微系线镊	1 把

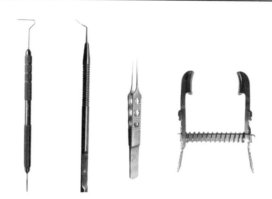

图 3-2-12 半飞秒手术器械包

（三）交联手术器械包

见表 3-2-13、图 3-2-13。

表 3-2-13 交联手术器械包

器械名称	数量	器械名称	数量
角膜上皮环锯	1 个	自锁式开睑器	1 个
角膜上皮刮刀	1 把	显微系线镊	1 把

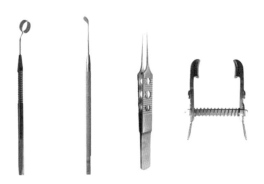

图 3-2-13　交联手术器械包

（四）有晶状体眼前房型人工晶状体植入手术器械包

见表 3-2-14、图 3-2-14。

表 3-2-14　有晶状体眼前房型人工晶状体植入手术器械包

器械名称	数量	器械名称	数量
中钢杯	1个	显微系线镊	1把
小钢盒	1个	显微结扎镊	1把
弯止血钳	1把	装载镊	1把
直止血钳	1把	推注器	1个
眼用剪（弯尖）	1把	散光盘	1个
简易开睑器	1个	晶状体调位钩	1个

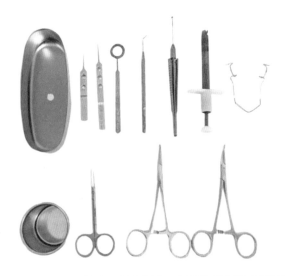

图 3-2-14　有晶状体眼前房型人工晶状体植入手术器械包

九、角膜、结膜手术器械包

见表 3-2-15、图 3-2-15。

表 3-2-15　有晶状体眼前房型人工晶状体植入手术器械包

器械名称	数量	器械名称	数量
小钢杯	1 个	斜视钩（8mm）	1 个
持针钳（小）	1 把	显微结膜镊（有齿）	1 把
弯止血钳	2 把	显微结膜镊（无齿）	1 把
直止血钳	2 把	显微持针钳	1 把
眼用剪（弯尖）	1 把	显微系线镊	1 把
固定开睑器	1 个	显微结扎镊	1 把
刀片夹持器	1 个	角膜剪	1 把
虹膜恢复器	1 个		

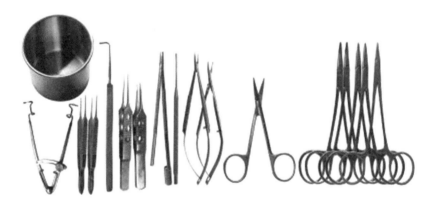

图 3-2-15　角膜、结膜手术器械包

十、青光眼手术器械包

见表 3-2-16、图 3-2-16。

表 3-2-16   青光眼手术器械包

器械名称	数量	器械名称	数量
中钢杯	1个	虹膜恢复器（1.5mm）	1个
铝盒盖	1个	斜视钩（8mm）	1个
持针钳（小）	1把	显微结膜镊（有齿）	1把
弯止血钳	2把	显微结膜镊（无齿）	1把
直止血钳	2把	显微持针钳	1把
眼用剪（弯尖）	1把	显微系线镊	2把
固定开睑器	1个	显微结扎镊	1把
刀片夹持器	1个	小梁剪	1把

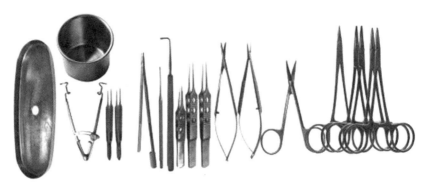

图 3-2-16   青光眼手术器械包

十一、超声乳化白内障摘除手术器械包

见表 3-2-17、图 3-2-17。

表 3-2-17   超声乳化白内障摘除手术器械包

器械名称	数量	器械名称	数量
小钢杯	1个	开睑器（钢丝）	1个
小钢盒	1个	显微持针钳	1把
弯止血钳	1把	显微系线镊	1把
直止血钳	1把	显微结扎镊	1把
眼用剪（弯尖）	1把	撕囊镊	1把
超声乳化手柄	1把	囊膜剪	1把
注吸手柄（弯）	1个	晶状体调位钩	1个
注吸手柄（直）	1个	晶状体推注器	1个

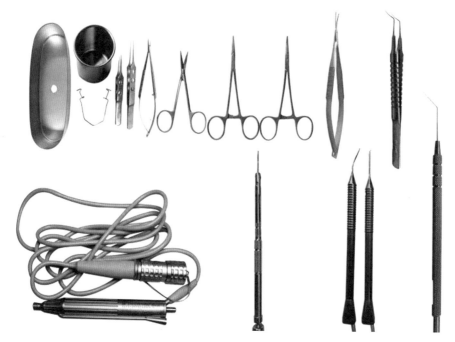

图 3-2-17　超声乳化白内障摘除手术器械包

十二、玻璃体视网膜手术器械包

见表 3-2-18、图 3-2-18。

表 3-2-18　玻璃体视网膜手术器械包

器械名称	数量	器械名称	数量
大钢杯	1 个	斜视钩（8mm）	1 个
持针钳（小）	1 把	显微眼用镊（有齿）	2 把
弯止血钳	3 把	显微眼用镊（无齿）	1 把
直止血钳	2 把	虹膜有齿镊	1 把
眼用剪（弯尖）	1 把	长短柄持针钳	1 把
眼用剪（直尖）	1 把	显微持针钳	1 把
固定开睑器	1 个	显微系线镊	1 把
眼用规	1 个	显微结扎镊	1 把
医用钢尺	1 把	角膜剪	1 把
斜视钩（12mm）	1 个		

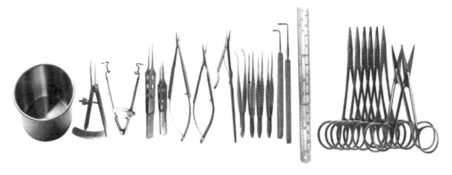

图 3-2-18　玻璃体视网膜手术器械包

十三、眼内注药手术器械包

见表 3-2-19、图 3-2-19。

表 3-2-19　眼内注药手术器械包

器械名称	数量	器械名称	数量
开睑器（钢丝）	1 个	显微结膜镊（有齿）	1 把
眼用剪（弯尖）	1 把		

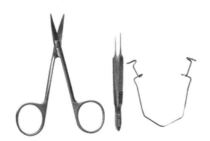

图 3-2-19　眼内注药手术器械包

十四、小儿眼内注药手术器械包

见表 3-2-20、图 3-2-20。

表 3-2-20　小儿眼内注药手术器械包

器械名称	数量	器械名称	数量
大钢杯	1 个	眼用规	1 个
小儿开睑器	1 个	显微结膜镊（有齿）	1 把

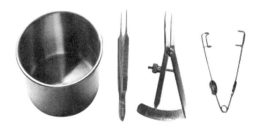

图 3-2-20　小儿眼内注药手术器械包

第四章

眼科手术器械的处理

第一节　眼科手术器械处理原则

（一）通常情况下应遵循先清洗后消毒的处理程序,被朊病毒、气性坏疽及突发原因不明的传染病病原体污染的诊疗器械、器具和物品应按 WS/T 367 要求进行处理。

（二）应根据器械的材质及产品说明书,选择清洗、消毒及灭菌处理方法。

（三）耐湿、耐热的器械、器具和物品,应首选湿热消毒及压力蒸汽灭菌方法。

（四）应遵循标准预防的原则进行清洗、消毒、灭菌,CSSD 不同区域人员防护着装要求应符合表 4-1-1 的规定。

表 4-1-1　CSSD 人员防护及着装要求

区域	操作	防护着装					
		圆帽	口罩	防护服 / 防水围裙	专用鞋	手套	护目镜 / 面罩
诊疗场所	污物回收	√	△			√	
去污区	污染器械分类、核对、机械清洗装载	√	√	√	√	√	△
	手工清洗器械和用具	√	√	√	√	√	√
检查、包装及灭菌区	器械检查、包装	√	△		√	△	
	灭菌物品装载	√			√		
	无菌物品卸载	√			√	△、#	
无菌物品存放区	无菌物品发放	√			√		

注:"√" 表示应使用,"△" 表示可使用,# 表示具有防烫功能的手套。

第二节　眼科手术器械的回收、分类

一、回收

回收是指收集污染的可重复使用的诊疗器械、器具和物品的工作过程,包括器械用后的预处理、封闭后暂存、收集运送。回收的要求如下:

1. 将重复使用的诊疗器械、器具和物品与一次性使用物品分开放置;重复使用的诊疗器械、器具和物品直接置于封闭的容器中,精密器械应采用保护措施,由 CSSD 集中回收处理;被朊病毒、气性坏疽及突发原因不明的传染病病原体污染的诊疗器械、器具和物品,使用者应双层封闭包装并标明感染性疾病名称,由 CSSD 单独回收处理。

2. 使用者应在使用后及时去除诊疗器械、器具和物品上的明显污物,根据需要做保湿处理。

3. 不可在诊疗场所对污染的诊疗器械、器具和物品进行清点,须采用封闭方式回收,避免反复装卸。

4. 回收工具每次使用后清洗、消毒,干燥备用。

二、分类

分类是指污染器械、器具及物品运送到去污区,进行清洗前准备,包括清点、核查、分类装载。分类的要求如下:

1. 按标准预防做好个人防护,戴圆帽、口罩、护目镜或防护面屏,穿防水围裙、袖套、防护鞋,戴手套。

2. 对诊疗器械、器具和物品进行清点、核查。

3. 根据器械的精密程度、清洗方法等进行分类处理,如管腔类器械、显微器械、普通器械等。

4. 使用清洗篮筐、清洗固定架等用具进行分类。器械有序摆放,充分打开关节,可拆卸的部分应遵循生产厂家提供的产品使用说明书拆开清洗;确保器械表面、管腔、缝隙和小孔能充分清洗。

5. 采用机械清洗方法时,使用清洗固定架对器械进行固定,合理装载,避免器械相互碰撞挤压引起损坏。

第三节　眼科手术器械的清洗、消毒、干燥

一、清洗

（一）相关概念

1. 清洗　去除医疗器械、器具和物品上污物的全过程,流程包括冲洗、洗涤、漂洗和终末漂洗。

2. 冲洗　使用流动水去除器械、器具和物品表面污物的全过程。

3. 洗涤　使用含有化学清洗剂的清洗用水,去除器械、器具和物品污物的过程。

4. 漂洗　用流动水冲洗洗涤后器械、器具和物品上残留物的过程。

5. 终末漂洗　用经纯化的水,对漂洗后的器械、器具和物品进行最终处理的过程。

（二）清洗的方法

包括机械清洗、手工清洗。

1. 机械清洗适用于大部分常规器械的清洗,手工清洗适用于精密、结构复杂器械的清洗和有机物污染较重器械的初步处理。

2. 清洗步骤包括冲洗、洗涤、漂洗、终末漂洗。

3. 精密器械的清洗应遵循生产厂家提供的使用说明或指导手册。

4. 手工清洗的注意事项

（1）手工清洗时水温为 15~30℃。

（2）去除干涸的污渍先用医用清洗剂浸泡,再刷洗或擦洗;有锈迹应先除锈。

（3）刷洗应在水面下进行操作,防止产生气溶胶。

（4）器械可拆卸的部分先拆开,再清洗。

（5）管腔器械先选用合适的清洗刷清洗内腔,再用压力水枪冲洗。

（6）不应使用研磨型清洗材料和用具处理器械,应选用与器械材质相匹配的刷洗用具和用品。

（7）应采用电导率≤15μS/cm（25℃）的水进行终末漂洗。鉴于眼睛的敏感性,需严格把控眼科手术器械的处理质量,如条件允许,建议全程使用纯化水。

（三）清洗要求

1. 应有专门区域及专用设备。眼科手术器械应与其他手术器械分开处理，避免其他器械上的外源物质及异物对眼科手术器械产生交叉污染。可根据实际情况配置眼科手术器械专用清洗消毒设备或在清洗、消毒其他手术器械后空转一次后再处理眼科手术器械。

2. 根据器械材质和精密程度选择有效的清洗方法。耐热、耐湿材质的器械首选机械清洗方法，实现清洗效果同质化。污染较重的器械应进行预处理后再做常规清洗。电动工具、精密器械的清洗，应遵循生产厂家提供的使用说明或指导手册，电动工具可拆卸的部分全部拆开，分类清洗；带电源器械注意不可泡在水中，避免影响性能。

3. 器械处理的基本原则为先清洗后消毒，避免经化学消毒或湿热消毒后产生蛋白质凝固，增加清洗难度。

4. 器械应在使用完毕后尽快清洗，避免血迹、污迹干润，增加清洗难度。

5. 使用流动纯化水进行充分漂洗。

6. 器械须符合清洗质量标准，即器械表面、关节及其齿牙处应光洁，无血迹、污渍、水垢等残留物质和锈斑，功能完好，无损毁。

7. 被朊病毒、气性坏疽及突发原因不明的传染病病原体污染的诊疗器械、器具和物品按以下方法清洗。

（1）朊病毒：①将使用后的物品浸泡于1mol/L氢氧化钠溶液内作用60min，按常规流程进行清洗；②将使用后的物品采用全自动清洗消毒机（宜选用具有杀朊病毒活性的清洗剂）或其他安全的方法去除可见污染物，浸泡于1mol/L氢氧化钠溶液内作用60min，再置于压力蒸汽灭菌134℃，18min，之后按常规流程清洗；③将使用后的物品浸泡于1mol/L氢氧化钠溶液内作用60min，去除可见污染物，清水漂洗，置于开口盘内，下排气压力蒸汽灭菌器内121℃，60min或预排气压力蒸汽灭菌器134℃，60min，之后按常规流程进行清洗；④水槽及周围环境表面，采用10 000mg/L的含氯消毒剂或1mol/L氢氧化钠溶液擦拭或浸泡消毒，至少作用15min。

（2）气性坏疽病原体：采用含氯消毒剂1 000~2 000mg/L浸泡消毒30~45min，有明显污染物时应采用含氯消毒剂5 000~10 000mg/L浸泡消毒至少60min，再按常规方法清洗、灭菌。

水槽及周围环境表面，采用0.5%过氧乙酸或1 000mg/L含氯消毒剂浸泡或擦拭消毒。

（3）突发原因不明的传染病病原体：按先消毒再清洗或国家当时颁布的指引进行器械清洗，消毒液的浸泡浓度按病原体所属微生物类别中抵抗力最强的微生物，确定消毒液浓度和剂量（可按杀死芽孢的剂量确定）。

二、消毒

消毒是指杀灭或清除传播媒介上病原微生物，使其达到无害化的处理。消毒供应中心使用的消毒技术主要应用于器械去污后、灭菌前和部分直接使用的物品，消毒也是防止工作环境及人员被污染的有效措施。

（一）术语和定义

1. 湿热消毒 利用湿热使菌体蛋白质变性或凝固，酶失去活性，代谢发生障碍，致使细胞死亡。包括煮沸消毒法、巴斯德消毒法和低温蒸汽消毒法。

2. A_0 值 评价湿热消毒效果的指标，指当以 Z 值表示的微生物杀灭效果为 10K 时，温度相当于 80℃的时间（秒）。

（二）消毒的相关要求

1. 清洗后的器械、器具和物品应进行消毒处理再包装灭菌，首选机械湿热消毒。

2. 湿热消毒采用经纯化的水，包括去离子水、蒸馏水等，电导率≤15μS/cm（25℃）。

3. 消毒后直接使用的诊疗器械、器具和物品，湿热消毒温度应≥90℃，时间≥5min，或 A_0 值≥3 000；消毒后继续灭菌处理的，其湿热消毒温度≥90℃，时间≥1min，或 A_0 值≥600（表 4-3-1）。

表 4-3-1 湿热消毒的温度与时间

湿热消毒方法	温度 /℃	最短消毒时间 /min
消毒后直接使用	93	2.5
	90	5
消毒后继续灭菌处理	90	1
	80	10
	75	30
	70	100

三、干燥

干燥是指经过清洗、消毒的器械,进一步去除消毒后器械、物品上残留水分的过程。干燥的原则如下:

1. 器械宜首选干燥设备进行干燥,常用的有高温干燥柜、低温真空干燥柜;不耐热的器械、物品可使用消毒的低纤维絮擦布、压力气枪等进行干燥处理,不应采用自然干燥方法进行干燥。

2. 清洗消毒后的器械及时进行干燥处理,避免器械和物品滋生微生物或被环境污染。

3. 根据器械的材质选择合适的干燥温度,金属类干燥温度 70~90℃;塑胶类干燥温度 65~75℃。

4. 管腔类器械可用压力气枪干燥后再放干燥设备处理。

第四节 眼科手术器械的质量检查

器械的质量检查包括清洗质量检查及功能完好性检查,应采用目测或使用带光源放大镜对器械、器具和物品进行检查。器械表面、关节及其齿牙处应光洁,无血渍、污渍、水垢等残留物质和锈斑;功能完好,无变形损坏。带电源器械应进行绝缘性能等安全性检查;部分精密器械的功能测试可在手术使用时进行,手术团队及时反馈器械的性能。

一、普通器械质量检查标准

（一）镊类器械质量检查标准（图 4-4-1）

1. 功能位对合良好。

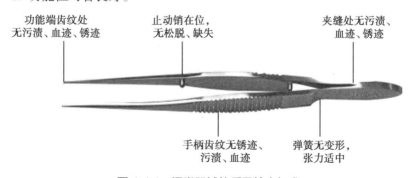

图 4-4-1 镊类器械的质量检查标准

2. 功能端齿纹处无污渍、血迹、锈迹。

3. 手柄齿纹无锈迹、污渍。

4. 夹缝处无污渍、血迹、锈迹。

5. 弹簧处无明显变形，张力适中。

（二）剪类器械质量检查标准（图 4-4-2）

1. 功能端对合良好，尖端无弯曲、断裂。

2. 关节处无污渍、锈迹，活动灵活。

3. 螺丝无松脱。

4. 刀刃无卷边、缺口，无污渍、血迹、水迹、锈迹、胶迹。

5. 眼科剪功能检查方法不可用纸、纱布、布料作为手术剪的测试，否则会使剪刀变钝；用剪刀剪 PE 塑料薄膜材料测试，剪切时无拉扯、阻滞感，切口平整，无卷边。

6. 剪刀闭合功能测试以下测试结果为合格。

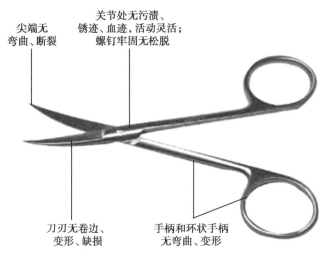

图 4-4-2 剪类器械质量检查标准

方法一：将剪刀竖放，打开分叉部分，松开上方手柄，让上方手柄自然回落。

结果：剪刀刃口在 1/3 长度处接触并停止，约 2/3 长度刃口仍为打开状态。

方法二：剪刀完全闭合，握住其中一侧手柄，连续摇摆。

结果：螺丝关节处无松动，无侧向松脱。

（三）钳类器械质量检查标准（图4-4-3）

1. 功能端齿纹处无污渍、血迹、锈迹,钳端完整无缺口、断裂。

2. 功能端咬合良好,对合无偏离。

3. 关节凹槽处无污渍、锈迹。

4. 手柄的卡锁处无污垢、缺损。

5. 持针钳夹针测试方法选择与持针钳规格相匹配的缝针,锁扣卡在第1个卡位,用手摇动缝针,如缝针能被轻易抽出,则为不合格。

6. 锁扣功能检查方法

（1）夹橡胶管功能测试:橡胶管横向夹紧,锁扣卡在第2个卡位,握住钳子手柄端,进行抖动,如橡胶管脱离或偏离方向,则为不合格。

（2）拍打测试:将钳子闭合,锁扣卡在第1个卡位,握住钳端,将手柄端在另一手掌或桌面上轻轻拍打,如锁扣部位自动打开,则为不合格。

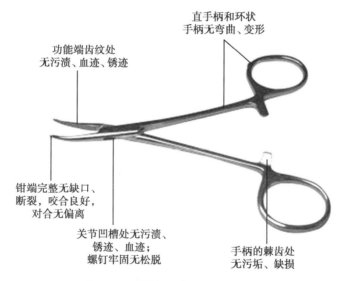

直手柄和环状
手柄无弯曲、变形

功能端齿纹处
无污渍、血迹、锈迹

钳端完整无缺口、
断裂,咬合良好,
对合无偏离

关节凹槽处无污渍、
锈迹、血迹;
螺钉牢固无松脱

手柄的棘齿处
无污垢、缺损

图4-4-3 钳类器械质量检查标准

（四）器皿类（钢杯）质量检查标准（图4-4-4）

1. 杯身内外面表面光洁,无污迹、水垢、血迹、锈迹、异物等残留。

2. 杯底平整,没有明显变形,放置平稳,不易倾倒。

3. 杯口卷边缝隙处无污垢残留。

4. 对光检查无破损。

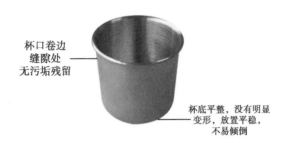

图 4-4-4　器皿类（钢杯）的质量检查标准

二、显微器械质量检查标准

（一）显微无齿镊质量检查标准（图 4-4-5）

1. 手柄齿纹处无锈迹、血迹、污渍。

2. 夹缝无锈迹。

3. 镊尾弹簧无明显变形,张力适中。

4. 带光源放大镜下观察功能端,对合良好,尖端无弯曲、断裂。

5. **夹线功能检查（10-0 线）** 能轻松夹持缝线,无割断。

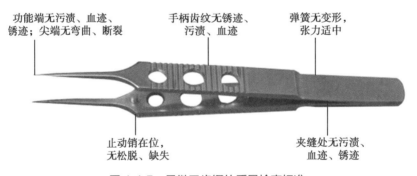

图 4-4-5　显微无齿镊的质量检查标准

（二）显微有齿镊质量检查标准（图 4-4-6）

1. 手柄齿纹处无锈迹、血迹、污渍。

2. 夹缝无锈迹。

3. 镊尾弹簧无明显变形,张力适中。

4. 带光源放大镜下观察功能端齿纹,咬合良好,无弯曲、断裂。

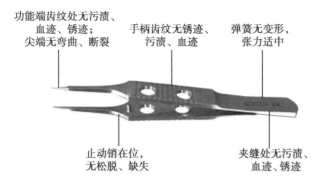

图 4-4-6　显微有齿镊质量检查标准

（三）角膜剪、小梁剪、囊膜剪质量检查标准（图 4-4-7）

1. 刀刃无卷边、缺口，无污渍、血迹、锈迹、水迹。

2. 螺丝无松脱、锈迹，关节灵活。

3. 手柄齿纹处无锈迹，阻鞘在位。

4. 弹簧处性能良好，无断裂。

5. 带光源放大镜下观察功能端，对合良好，尖端无卷曲、断裂。

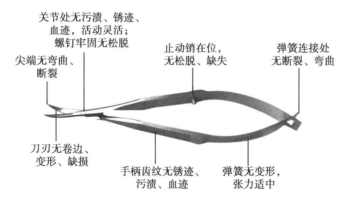

图 4-4-7　角膜剪、小梁剪、囊膜剪质量检查标准

（四）显微持针钳质量检查标准（图 4-4-8）

1. 手柄齿纹处无锈迹、血迹、污渍。

2. 螺丝无松脱、锈迹。

3. 弹簧处性能良好，无断裂。

4. 带光源放大镜下观察功能端，对合良好，尖端无卷曲、断裂。

5. **持针性能检查**　夹持缝针无松脱。

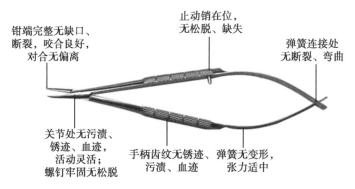

止动销在位，
无松脱、缺失

弹簧连接处
无断裂、弯曲

钳端完整无缺口、
断裂，咬合良好，
对合无偏离

关节处无污渍、
锈迹、血迹，
活动灵活；
螺钉牢固无松脱

手柄齿纹无锈迹、
污渍、血迹

弹簧无变形、
张力适中

图4-4-8　显微持针钳质量检查标准

6. 磁性检查　将手术缝针放在持针钳前端,若缝针被持针钳前端吸附,则说明持针钳被磁化,需要做消磁处理。

三、特殊器械质量检查标准

（一）散光盘质量检查标准（图4-4-9）

1. 目测内外表面光洁、无污垢。

2. 带光源放大镜下检查散光盘内外螺纹无污垢残留、无锈迹。

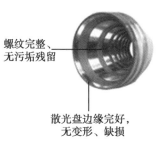

螺纹完整、
无污垢残留

散光盘边缘完好，
无变形、缺损

图4-4-9　散光盘质量检查标

（二）超声乳化手柄质量检查标准（图4-4-10）

1. 手柄表面光洁。

2. 带光源放大镜下检查手柄接头处光洁、无污物。

3. 压力气枪或注射器检查内腔无水渍及污物残留。

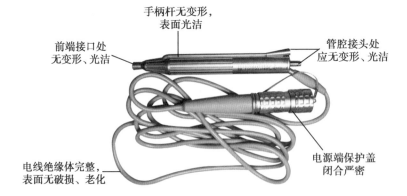

手柄杆无变形，
表面光洁

前端接口处
无变形、光洁

管腔接头处
应无变形、光洁

电线绝缘体完整，
表面无破损、老化

电源端保护盖
闭合严密

图4-4-10　超声乳化手柄质量检查标准

4. 电线表面光洁,无折断、老化、破损,绝缘体完整。

5. 电线绝缘性能检查无异常。

(三)注吸手柄质量检查标准(图4-4-11)

1. 手柄表面光洁,螺纹处无污垢。

2. 带光源放大镜下检查功能端无变形、断裂、松脱。

3. 带光源放大镜下检查手柄接头处光洁、无污物。

4. 压力气枪或注射器检查内腔无水渍和污物残留。

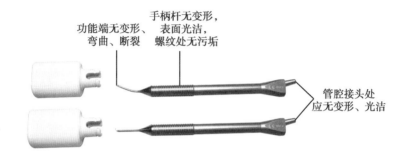

图4-4-11　注吸手柄质量检查标准

(四)硅胶管路质量检查标准(图4-4-12)

1. 水管表面光洁,无异物黏附。

2. 水管接头完整无裂痕,管道完好无缺损。

3. 压力气枪检查内腔无水渍及污物残留。

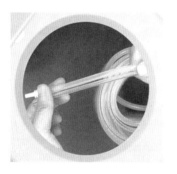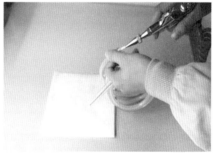

图4-4-12　硅胶管路质量检查标准

(五)人工晶状体推注器质量检查标准(图4-4-13)

1. 表面光洁,无水渍、污渍。

2. 凹槽处无污物残留。

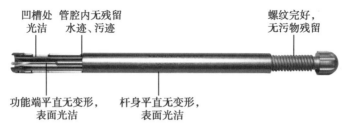

凹槽处　管腔内无残留　　　　　　　螺纹完好，
光洁　　水迹、污迹　　　　　　　　无污物残留

功能端平直无变形，　　杆身平直无变形，
表面光洁　　　　　　　表面光洁

图 4-4-13　人工晶状体推注器质量检查标准

3. 功能端平直无变形。

4. 旋转推注器后端顺畅无阻力。

（六）鼻内镜硬管镜质量检查标准（图 4-4-14）

1. 硬式内镜和附件的表面、关节、齿牙处光洁，无血渍、水垢、锈斑等。

2. 目镜密封口完整，不存在任何可见的损坏迹象。

3. 镜面完整无裂痕、无磨损、无雾气。

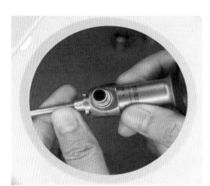
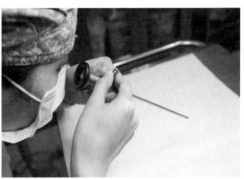

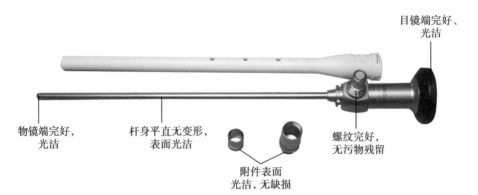

目镜端完好、
光洁

物镜端完好，　　杆身平直无变形，　　　　　螺纹完好，
光洁　　　　　　表面光洁　　　　　　　　无污物残留

附件表面
光洁，无缺损

图 4-4-14　鼻内镜硬管镜质量检查标准

4. 轴杆无凹陷或刮伤、轴杆平直。

5. 成像检查

（1）将镜头对准参照物,参照物距离目镜应在 5cm 之内,缓慢旋转 360° 进行目测;同时,观察镜头使其慢慢靠近参照物,成像必须清晰、无变形、无黑点。

（2）将光柱朝着一个中等亮度光源,如:顶灯,观察以镜头装置周围的光纤,看到的景象光亮度一致。

（七）双极电凝质量检查标准（图 4-4-15）

1. 表面光洁,无血渍、污渍。

2. 功能端对合良好,无起勾。

3. 电线表面光洁,无折断、老化、破损,绝缘体完整。

4. 电线应进行绝缘性能检查无异常。

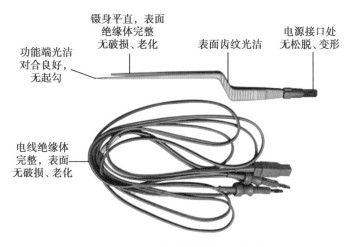

图 4-4-15　双极电凝质量检查标准

（八）广角镜质量检查标准（图 4-4-16）

1. 镜架表面清洁,无污垢残留,完整无断裂。

2. 镜架功能完好。

3. 镜面清洁,透明无水渍。

4. 带光源放大镜下检查镜面透明无裂痕及残缺。

（九）眼内镊质量检查标准（图 4-4-17）

1. 表面清洁无水渍、污渍。

2. 带光源放大镜下检查接口处内腔无污物残留。

3. 带光源放大镜下检查功能端对合良好,张闭自如,无污物残留,无起勾变形。

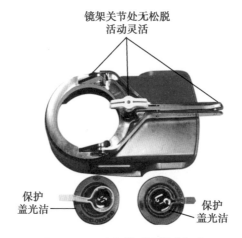

图 4-4-16 广角镜质量检查标准

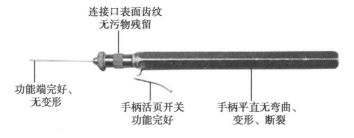

图 4-4-17 眼内镊质量检查标准

4. 连接专用接头,用注射器检查功能端内腔,无水渍和污物残留。

（十）笛形放液针质量检查标准（图 4-4-18）

1. 手柄光洁,凹槽无污垢残留。

2. 负压腔无水迹、污渍,完整无破损。

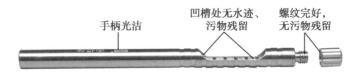

图 4-4-18 笛形放液针质量检查标准

（十一）角膜接触镜质量检查标准（图 4-4-19）

1. 带光源放大镜下检查镜片表面光洁、无污迹残留。

2. 带光源放大镜下检查镜片表面完整无刮痕、无缺损。

3. 检查固定环光洁、无变形。

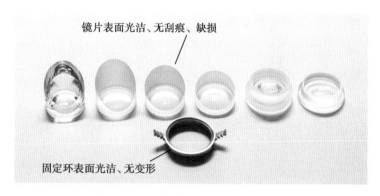

镜片表面光洁、无刮痕、缺损

固定环表面光洁、无变形

图 4-4-19　角膜接触镜质量检查标准

（十二）鼻腔吸引管质量检查标准（图 4-4-20）

1. 表面光洁，无污迹、水迹等残留。

2. 用压力气枪或注射器检查内腔，无水渍和污物残留。

3. 接口处螺纹完好，无污渍。

4. 管道通畅，无明显变形及断裂。

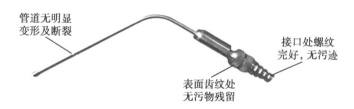

管道无明显
变形及断裂

接口处螺纹
完好，无污迹

表面齿纹处
无污物残留

图 4-4-20　鼻腔吸引管质量检查标准

（十三）电动工具（电钻、电锯）质量检查标准（图 4-4-21）

1. 钻头、锯片表面光洁，无血渍、污渍。

2. 钻芯无断裂，锯片完整无缺损。

3. 手柄表面光洁，连接紧密无松动。

4. 手柄接头处无污垢，不变形，与钻头、锯片连接紧密。

5. 电线表面光洁，无折断、老化、破损，绝缘体完整。

6. 电线绝缘性能检查无异常。

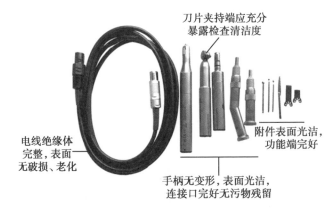

刀片夹持端应充分
暴露检查清洁度

电线绝缘体
完整，表面
无破损、老化

附件表面光洁，
功能端完好

手柄无变形，表面光洁，
连接口完好无污物残留

图 4-4-21　电动工具（电钻、电锯）质量检查标准

第五节　眼科手术器械的包装和灭菌

一、包装

（一）相关概念

1. 闭合　用于关闭包装而没有形成密封的方法。例如反复折叠，以形成一弯曲路径。

2. 密封　包装层间连接的结果。

3. 闭合完好性　闭合条件能确保该闭合至少与包装上的其他部分具有相同的阻碍微生物进入的程度。

4. 包装完好性　包装未受到物理损坏的状态。

（二）包装方法及要求

1. 选择合适的包装材料，开放式的储槽不应用于灭菌物品的包装。

2. 包装方法分为闭合式包装和密封式包装。手术器械采用闭合式包装，由 2 层包装材料分 2 次包装。

3. 闭合式包装应使用专用胶带，胶带长度应与灭菌包体积、重量相适宜，松紧适度。封包严密，保持闭合完好性。

4. 密封式包装应使用纸袋、纸塑袋等材料。

5. 硬质容器的使用与操作，应遵循生产厂家的使用说明或指导手册，每次使用后应清洗、消毒和干燥。

6. 手术器械摆放在篮筐或有孔的盘中进行配套包装。手术所用盘、盆、碗等器皿，与手术器械分开包装。剪刀和止血钳等轴节类器械不应完全锁扣，有盖的器皿开盖,摞放的器皿间用吸湿布、纱布或医用吸水纸隔开,包内容器开口朝向一致;管腔类物品盘绕放置,保持管腔通畅;精细器械、锐器等采取保护措施。

7. 包外应设有灭菌化学指示物。高度危险性物品灭菌包内还应放置包内化学指示物;如果透过包装材料可直接观察包内灭菌化学指示物的颜色变化,则不必放置包外灭菌化学指示物。

8. 纸塑袋、纸袋等密封包装其密封宽度≥6mm,包内器械距包装袋封口处≥2.5cm。

9. 物品包装的标识应注明物品名称、包装者等内容。灭菌前注明灭菌器编号、灭菌批次、灭菌日期和失效日期等相关信息。

10. 灭菌包的重量及体积要求采用压力蒸汽灭菌的器械包重量不宜超过 7 公斤,敷料包不宜超过 5 公斤;体积要求:下排气压力蒸汽灭菌器不超过 30cm×30cm×25cm;脉动预真空压力蒸汽灭菌器不超过 30cm×30cm×50cm。

二、灭菌

(一)选择灭菌方式及程序的原则

1. 耐湿、耐热物品首选压力蒸汽灭菌。不耐湿、不耐热物品可选择环氧乙烷灭菌、过氧化氢低温等离子体灭菌和低温甲醛蒸汽灭菌。

2. 根据待灭菌物品选择适宜的灭菌周期。常规灭菌周期包括预排气、灭菌、后排气和干燥等过程。

3. 对于急用的实心器械,可选择小型蒸汽灭菌器进行快速灭菌。此时器械应裸露,灭菌后及时使用灭菌容器盛放,密闭运输并尽快使用。

4. 带管腔的眼科手术器械应注意选择合适的灭菌周期,并关注管腔大小、长度与灭菌周期的兼容性,保证灭菌过程有效;不应使用下排气压力蒸汽灭菌器对管腔器械进行灭菌。

5. 硬质容器包装,应遵循厂家提供的灭菌参数。

(二)压力蒸汽灭菌的相关知识

1. 压力蒸汽灭菌器的工作原理　采用饱和蒸汽作为湿热灭菌介质来杀灭微生物,蒸汽释放出大量的潜热,使灭菌物品的温度很快地升高,并使微生物蛋白质发生凝固而导致其死亡。

2. 压力蒸汽灭菌前的安全检查　每天灭菌器运行前进行检查:灭菌器压力表处在“零”的位置,表盘刻度清楚、指针无松动或断裂;记录打印装置处于备用状态,有足够的打印纸;灭菌器柜门密封圈清洁、平整,接口处无断裂、无裂缝;灭菌柜内冷凝水排出口通畅、无异物,柜内壁清洁;电源、水源、蒸汽、压缩空气等符合设备运行条件。

3. B-D 测试   预真空压力蒸汽灭菌器在每天灭菌工作开始前进行 B-D 测试。B-D 测试需空载进行,将 B-D 测试包放置于灭菌室水平面的几何中心,离灭菌室底面高度 10~20cm,选择 B-D 测试程序,运行完成后进行结果判断:B-D 测试纸均匀一致变色,表示测试合格,灭菌器可使用;B-D 测试纸变色不均匀为不合格,应及时查找原因。小型灭菌器一般不做 B-D 测试,如做 B-D 测试,应咨询灭菌器厂家。

4. 灭菌物品装载

(1)使用专用灭菌架或篮筐装载灭菌物品,确保灭菌物品不碰到灭菌器内壁。

(2)同类材质的器械、器具和物品,置于同一批次进行灭菌。

(3)混合装载时,纺织类物品应放置于上层、竖放,金属器械类放置于下层。

(4)手术器械包、硬质容器应平放;盆、盘、碗类物品应斜放,玻璃瓶等底部无孔的器皿类物品应倒立或侧放;纸袋、纸塑包装物品应侧放。

(5)装载时确保包与包之间,灭菌架各层之间有一定空隙,利于空气的排出和蒸汽的进入。

5. 灭菌过程观察   根据灭菌物品的种类选择合适的灭菌周期,在压力蒸汽灭菌器运行过程中,应持续观察灭菌周期各阶段的灭菌参数及设备运行状况。

6. 灭菌监测结果判断

基本原则灭菌周期结束,通过对灭菌过程及灭菌效果监测的结果进行判断,以决定灭菌物品能否发放使用。

(1)物理监测:核查运行过程的参数观察及打印的参数,灭菌阶段温度波动范围在 +3℃内,灭菌时间满足最低灭菌时间要求,同时应记录所有临界点的时间、温度与压力值。物理监测不合格,整炉次灭菌物品不得发放。

(2)化学监测:包括包外化学指示物和包内化学指示物监测。

包外化学指示物其化学染色部分按要求变标准色,说明灭菌包已经暴露于压力蒸汽灭菌过程,判断包外化学监测结果合格,以区分灭菌和未灭菌的物品。包外化学指示物监测不合格,该灭菌包不得发放。

化学灭菌过程验证装置(process challenge device,PCD)包内指示物结果不合格,该炉次灭菌物品不得发放。

使用者应在打开灭菌包使用前对包内化学指示物进行结果判断:第四类多参数化学指示物变色达到或超过标准色为合格,否则视为不合格;第五类综合化学指示物爬到绿色窗口为合格,否则视为不合格。若包内化学指示物不合格,则该灭菌包不得使用。

（3）生物监测：每周至少进行一次生物监测，每批次植入物须进行生物监测。生物监测不合格，该炉次物品不得发放，同时要召回上次生物监测合格以来的所有物品。

（三）低温灭菌的相关知识

1. 低温灭菌适用于不耐热、不耐湿的器械、器具和物品。

2. 常见的低温灭菌方法　环氧乙烷灭菌、过氧化氢低温等离子体灭菌、低温甲醛蒸汽灭菌。

3. 低温灭菌的物品应清洗干净、充分干燥，选用兼容的合格的包装材料进行包装，装载时保留一定空隙以利于灭菌介质穿透。

4. 低温灭菌的监测

（1）环氧乙烷灭菌

1）物理监测：监测并记录灭菌时的温度、压力、时间和相对湿度等灭菌参数。灭菌参数应符合灭菌器的使用说明或操作手册要求。

2）化学监测：每个灭菌物品包外应使用包外化学指示物，作为灭菌过程的标志，每包内最难灭菌位置放置包内化学指示物，通过观察其颜色变化，判定其是否达到灭菌合格要求。

3）生物监测：每灭菌批次应进行生物监测，监测方法如下。

取一个20mL无菌注射器，去掉针头，拔出针栓，将枯草杆菌黑色变种芽孢生物指示物放入针筒内，带孔的塑料帽应朝向针头处，再将注射器的针栓插回针筒（注意不要碰及生物指示物），之后用一条全棉小毛巾两层包裹，置于纸塑包装袋中，封装制备成常规生物测试包；将常规生物测试包置于灭菌器最难灭菌的部位（所有装载灭菌包的中心部位）。灭菌周期完成后应立即将生物测试包从被灭菌物品中取出。自含式生物指示物遵循产品说明书进行培养。

（2）过氧化氢低温等离子灭菌

1）物理监测：每次灭菌应连续监测并记录每个灭菌周期的临界参数，如舱内压、温度、等离子体电源输出功率和灭菌时间等灭菌参数。灭菌参数应符合灭菌器的使用说明或操作手册要求，可对过氧化氢浓度进行监测。

2）化学监测：每个灭菌物品包外应使用包外化学指示物，作为灭菌过程的标志；每包内最难灭菌位置应放置包内化学指示物，通过观察其颜色变化，判定其是否达到灭菌合格要求。

3）生物监测：每天使用时应至少进行一次灭菌循环的生物监测，监测方法如下。

采用嗜热脂肪杆菌芽孢生物指示物制作管腔生物PCD或非管腔生物监

测包;生物指示物的载体应对过氧化氢无吸附作用,每一载体上的菌量应达到 $1 \times 10^6 CFU$,所用芽孢对过氧化氢气体的抗力应稳定并鉴定合格;所用产品应符合国家相关管理要求。

灭菌管腔器械时,可使用管腔生物 PCD 进行监测,应将管腔生物 PCD 放置于灭菌器内最难灭菌的部位(按照生产厂家说明书建议,远离过氧化氢注入口,如灭菌舱下层器械搁架的后方)。灭菌周期完成后立即将管腔生物 PCD 从灭菌器中取出,生物指示物应放置 56℃ ±2℃培养 7d(或遵循产品说明书),观察培养结果,并设阳性对照和阴性对照(自含式生物指示物不用设阴性对照)。

灭菌非管腔器械时,应使用非管腔生物监测包进行监测,应将生物指示物置于特卫强材料的包装袋内,密封式包装后,放置于灭菌器内最难灭菌的部位(按照生产厂家说明书建议,远离过氧化氢注入口,如灭菌舱下层器械搁架的后方)。灭菌周期完成后立即将非管腔生物监测包从灭菌器中取出,生物指示物应放置 56℃ ±2℃培养 7d(或遵循产品说明书),观察培养结果,并设阳性对照和阴性对照(自含式生物指示物不用设阴性对照)。

4)低温灭菌器新安装、移位、大修、灭菌失败、包装材料或被灭菌物品改变,应对灭菌效果进行重新评价,包括采用物理监测法、化学监测法和生物监测法进行监测(重复三次),监测合格后,灭菌器方可使用。

第六节　眼科手术器械处理的关注点

见表 4-6-1。

表 4-6-1　眼科手术器械处理的关注点

处理环节	关注点	要点说明
使用现场	1. 手术完毕立即清除器械表面的残留物、污渍等	去除手术器械表面残留物
	2. 使用低絮织物擦拭手术器械	
	3. 使用黏弹剂的器械,术毕立即将器械置于无菌水中	
	4. 管腔器械要冲洗或抽吸内腔,遵循厂家说明书要求,进行现场预处理	
	5. 正确选择清洁及冲洗液体,禁止使用生理盐水	生理盐水的氯化物会对器械造成腐蚀
	6. 必要时对器械进行保湿处理	防止污物干涸,增加清洗难度
	7. 精细器械使用保护套	防止器械碰撞损坏

续表

处理环节	关注点	要点说明
转运过程	1. 使用后眼科手术器械放在带保护衬垫的专用容器,与其他手术器械分开放置	防止器械受压、碰撞损坏
	2. 必要时使用带光源的放大镜对器械完整性进行检查	检查器械功能状态
	3. 密闭式运输,安全、固定的运输路线	防止污染环境,尽快回收至CSSD
	4. 运输过程中保持容器水平移动,应进行无振动运输	防止器械碰撞损坏
	5. 避免反复的卸载与装载	减少器械碰撞损坏的机会
手工清洗	1. 医学专用清洗刷,禁止清洗刷含细小纤维絮,使用后须清洗,至少每日高水平消毒或灭菌1次	防止纤维絮脱落、残留在器械上;避免二次污染
	2. 器械可拆卸的部分应拆卸后清洗	便于彻底清洗
	3. 刷洗时将器械置于液面下	避免产生气溶胶
	4. 清洗或漂洗的溶液不能循环使用	防止交叉污染
	5. 终末漂洗应使用纯化水	避免水中残留物造成二次污染,建议使用流动的纯化水进行终末漂洗
	6. 超声波清洗流程应按器械厂家说明书,严格把握使用频率和时间	避免影响器械性能
	7. 超声波清洗机每天工作结束后应排空、清洗、干燥	避免超声波清洗机内杂质残留
机械清洗	1. 眼科手术器械尽量使用专用的清洗消毒机,与其他器械分开清洗	避免清洗其他器械后的残留微粒污染眼科手术器械
	2. 选用纯化水,电导率≤15μS/cm(25℃)	避免在器械表面出现杂质沉积
	3. 选择经验证的清洗程序	彻底清除器械表面残留物
	4. 对于血迹、污迹污染明显的器械,先初步冲洗再进行机械清洗	进行预清洗可降低清洗难度
	5. 使用显微器械清洗固定架,注意保护显微器械	固定器械、充分暴露器械轴节,避免碰撞损坏
	6. 管腔器械清洗使用专用清洗架,并确保清洗架接口与器械端口紧密连接	充分清洗管腔内部
	7. 不建议常规使用润滑剂	避免残留在器械表面引起TASS

续表

处理环节	关注点	要点说明
质量检查	1. 设立器械质量检查岗,对每件器械进行检查	一般器械可使用目测方法,对于精密器械尽量使用带光源放大镜进行检查
	2. 检查内容包括器械清洗质量和器械功能 （1）器械清洗质量检查标准:器械表面、关节和齿牙处应光洁,无血渍、污渍、水垢等残留物质和锈斑; （2）功能检查标准:关节灵活、螺丝无松动,齿槽对合整齐,尖端咬合紧密等; （3）检查器械是否被磁化的方法:将器械靠近缝针,如能自动吸附缝针表示器械带磁性,需使用消磁机进行消磁处理	器械一旦带有磁性,将影响手术医生操作,需要通过消磁机去除磁性
	3. 检查管腔器械:使用压力气枪或注射器,对准管腔吹气,管腔出口对着白色垫纸,检查是否有污物或水分被吹出	判断管腔的清洁度与干燥情况
	4. 定期进行器械表面的残余蛋白质测定或 ATP 测定	可作为器械清洗质量客观评价指标
包装	1. 选用专用的保护套对尖锐、精细的功能部位进行保护	保护套大小合适,不影响灭菌介质的穿透
	2. 根据需包装物品的大小和灭菌方式选用合适的包装材料,眼科手术器械应选择无微粒、无纤维脱落的包装材料	棉絮易脱落残留在器械表面,可能造成眼内异物或引起 TASS,因此棉布不适用包装眼科手术器械
	3. 管腔器械盘绕直径不小于 10cm,保持管腔通畅,防止弯折	避免形成盲端或无效腔,影响灭菌效果
灭菌	1. 根据需灭菌器械材质和特性选择正确的灭菌方式,耐热、耐湿器械首选压力蒸汽灭菌法	应严格按照器械厂家说明书选用合适的灭菌方式和程序
	2. 不应常规使用小型压力蒸汽灭菌器快速灭菌程序来应对器械数量配置不足的状况	应在紧急情况下使用并遵循 WS/T 367 的要求
	3. 带管腔的眼科手术器械应选择合适的灭菌程序	不应使用下排式压力蒸汽灭菌器进行灭菌,以保证灭菌效果

第七节　眼科手术器械清洗消毒及灭菌操作规程（短视频）

一、普通剪类、钳类、镊类器械的清洗消毒及灭菌操作规程（短视频）

七、人工晶状体推注器的清洗消毒及灭菌操作规程（短视频）

二、显微器械的清洗消毒及灭菌操作规程（短视频）

八、散光盘的清洗消毒及灭菌操作规程（短视频）

三、灌注 - 抽吸套管的清洗消毒及灭菌操作规程（短视频）

九、笛形放液针的清洗消毒及灭菌操作规程（短视频）

四、超声乳化硅胶管道的清洗消毒及灭菌操作规程（短视频）

十、眼内镊的清洗消毒及灭菌操作规程（短视频）

五、超声乳化手柄的清洗消毒及灭菌操作规程（短视频）

十一、广角镜的清洗消毒及灭菌操作规程（短视频）

六、一体式注吸手柄的清洗消毒及灭菌操作规程（短视频）

十二、角膜接触镜的清洗消毒及灭菌操作规程（短视频）

十三、鼻腔吸引管的清洗消毒及灭菌操作规程（短视频）

十八、咬骨钳的清洗消毒及灭菌操作规程（短视频）

十四、鼻内镜硬管镜的清洗消毒及灭菌操作规程（短视频）

十九、器皿类的清洗消毒及灭菌操作规程（短视频）

十五、双极电凝的清洗消毒及灭菌操作规程（短视频）

二十、器械胶迹去除（短视频）

十六、动力工具的清洗消毒及灭菌操作规程（短视频）

二十一、器械锈迹去除（短视频）

十七、激光近视眼治疗手术器械清洗消毒及灭菌操作规程（短视频）

二十二、带电源器械绝缘性能的检测（短视频）

第五章

小型压力蒸汽灭菌器

第一节 概 述

眼科手术时间短、接台频、周转快,部分眼科手术器械价格昂贵、精细,配备与手术量相符的昂贵手术器械基数有困难;小型压力蒸汽灭菌器由于其体积小、操作简单,选择正确灭菌程序可保证器械灭菌质量;可选择不带干燥的灭菌周期,耗时短,在眼科手术应用广泛。

一、术语和定义

1. **小型压力蒸汽灭菌器(small steam sterilizer)** 灭菌室容积不超过60L,不能装载一个灭菌单元(300mm×300mm×600mm)的自动控制型蒸汽灭菌器。

2. **灭菌负载(sterilizer load)** 在灭菌室内接收灭菌处理的物品,简称负载。

3. **灭菌单元(sterilization module)** 尺寸为300mm(高度)×300mm(宽度)×600mm(长度)的矩形平行六面体。

4. **灭菌周期(sterilization cycle)** 灭菌器在灭菌过程中完成的控制周期。

5. **平衡时间(equilibration time)** 从灭菌室达到灭菌温度开始到负载的各部分均达到灭菌温度所需要的时间。

6. **维持时间(holding time)** 灭菌室内参考测量点及负载各部分的温度均连续保持在灭菌温度范围内的时间。

注:维持时间紧跟在平衡时间之后,时间的长短与灭菌温度有关。

7. **灭菌时间(plateau period)** 平衡时间加上维持时间。

8. **A 类空腔负载(hollow load A)** 单端开孔负载其长度(L)与孔直

径（D）的比率大于或等于 1,小于或等于 750（1≤L/D≤750）并且长度不大于 1 500mm（L≤1 500mm）,或者两端开孔负载其长度与孔直径的比率在大于或等于 2,小于或等于 1 500 之间（2≤L/D≤1 500）并且长度不大于 3 000mm（L≤3 000mm）,而且不属于 B 类空腔负载。

9. B 类空腔负载（hollow load B）   单端开孔负载其长度（L）与孔直径（D）的比率大于或等于 1,小于或等于 5（1≤L/D≤5）而且孔径不小于 5mm（D≥5mm）或者两端开孔负载其长度与孔直径的比率大于或等于 2,小于或等于 10（2≤L/D≤10）而且孔径不小于 5mm（D≥5mm）。

二、分类

按特定灭菌负载范围和灭菌周期分为 B 型、S 型、N 型三种类型（表 5-1-1）。

表 5-1-1   不同类型灭菌器比较

灭菌器类型	灭菌负载范围	灭菌周期
B 型	用于有包装的和无包装的实心负载、A 类空腔负载和标准中要求的检测用的多孔渗透性负载的灭菌	至少包含 B 类灭菌周期
S 型	无包装实心负载和至少以下一种情况：多孔渗透性物品、小量多孔渗透性条状物、A 类空腔负载、B 类空腔负载、单层包装物品和多层包装物品的灭菌	至少包含 S 类灭菌周期
N 型	用于无包装的实心负载的灭菌,有孔的器械不得使用；首选用于实验室培养物、液体、药品、医疗废物和无孔物品的处理	只有 N 类灭菌周期

三、小型压力蒸汽灭菌器常用灭菌周期的应用特点

1. B 类灭菌周期   是设定有预真空阶段和干燥阶段,其灭菌程序与大型压力蒸汽灭菌器相近,可处理负载范围包括有包装和无包装的实心器械、A 类空腔负载和标准中要求作为检测用的多孔渗透性负载。

2. S 类灭菌周期   是针对某类特定的器械灭菌而设计的灭菌周期,可用于经制造商测试验证的器械的灭菌,包括无包装的实心器械和至少以下一种情况：多孔渗透性物品、小量多孔渗透性混合物、A 类空腔负载、B 类空腔负载、单层包装物品和多层包装物品的灭菌周期。

3. N 类灭菌周期 一般没有预真空阶段和干燥阶段,能够缩短灭菌周期时间,满足器械"急用"和"快速周转"的需要。在"器械意外污染"或"急需器械"的情况下,常用"N 类灭菌周期"进行灭菌,满足手术需要;但需要注意"N 类灭菌周期"只能用于无包装的实心器械的灭菌,包装后的器械与管腔器械不应使用。

四、特点及购置

1. 特点

（1）体积小、价格相对低,安装简单,使用方便。

（2）灭菌周期具有复杂性、多样化、个性化。

2. 购置

（1）根据灭菌器械的种类,选择适合使用要求的灭菌器类型,应符合 YY/T 0646 相关标准。

中华人民共和国卫生行业标准 WS 310.2 规定管腔器械不应使用下排气压力蒸汽灭菌器,而 N 型灭菌器只适用于无包装的实心负载的灭菌;基层医院常用的手提式灭菌器、立式灭菌器等类型,不适用医疗器械的灭菌,建议不要继续使用。

由于部分眼科手术器械为管腔器械,可优先考虑购置 B 型小型压力蒸汽灭菌器。S 型灭菌周期为特定灭菌程序,对于特定负载的灭菌过程需要通过验证,购置时应要求厂家提供相关的测试证明和资料。

（2）安装及蒸汽用水要求:选择整洁、相对独立的空间,蒸汽供给水使用电导率≤5μS/cm（25℃）的纯化水。

第二节 小型压力蒸汽灭菌器的使用

一、灭菌装载要求

1. 灭菌室应配备专用装载装置,该装置应能存放灭菌物品,帮助灭菌物品进出灭菌室。

2. 装载装置外形端正,表面光滑。

3. 装载装置有支架或托盘,每个托盘底部应有孔,并能在灭菌室抽出一半时予以支撑。

4. 每个托盘应移动自由,不应有积水残留。

5. 托盘应设计为当灭菌物品放置在灭菌室时,不会阻碍蒸汽穿透。

二、正确选择灭菌周期

小型压力蒸汽灭菌器可设置多种灭菌周期,使用前应认真阅读使用说明书,根据待灭菌物品的材质、结构等选择合适的灭菌程序。在适用的范围内,保证灭菌维持时间≥4min,从而缩短灭菌周期其他阶段的时间,实现快速灭菌。

灭菌周期是指灭菌预设的程序从开始至结束。常规灭菌周期包括排气、升温、灭菌、冷却和干燥(图 5-2-1)。

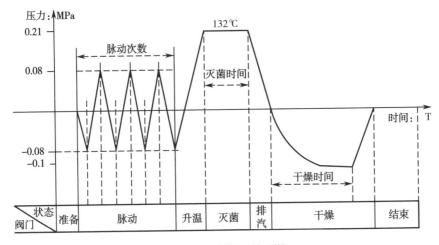

图 5-2-1　常规灭菌周期

1. **N 型灭菌周期(快速灭菌程序)**　又称"裸消",用于灭菌无包装的、实心负载的器械;有孔的(带管腔)器械不得使用。在紧急情况下使用,不应作为物品的常规灭菌程序(图 5-2-2)。

2. **S 型灭菌周期(特定灭菌程序)**　阅读说明书,待灭菌物品与对应的灭菌周期适用范围一致。S 型程序可以有多种不同设计(图 5-2-3,图 5-2-4)。

3. **B 型灭菌周期(常规灭菌程序)**　适用于所有物品的灭菌(图 5-2-5)。

三、灭菌质量监测

灭菌质量的监测方法包括:物理监测、化学监测、生物监测。

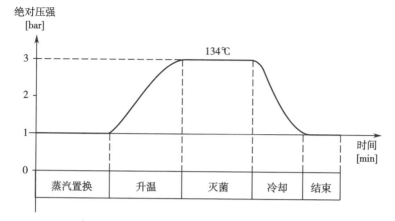

图 5-2-2 N 型灭菌周期示例（快速灭菌程序）

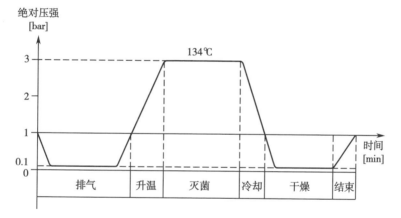

图 5-2-3 S 型灭菌周期示例 1（特定灭菌程序）

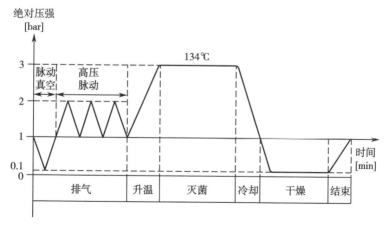

图 5-2-4 S 型灭菌周期示例 2（特定灭菌程序）

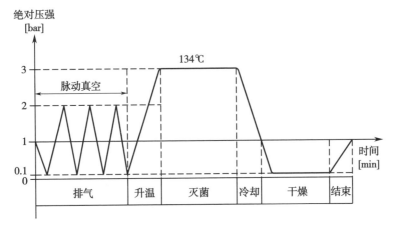

图 5-2-5　B 型灭菌周期示例（常规灭菌程序）

（一）物理监测

监测灭菌器在完成整个灭菌控制周期内温度、压力和时间等灭菌参数的变化。

1. 日常监测　每次灭菌应连续监测并记录灭菌时的温度、压力和时间等灭菌参数。灭菌温度波动范围在 +3℃内，时间满足最低灭菌时间的要求，同时应记录所有临界点的时间、温度与压力值，结果应符合灭菌要求。

2. 定期监测　应每年对灭菌参数、灭菌效果和排气口生物安全性进行验证。

（二）化学监测

利用化学指示物在湿热环境——温度、时间与水（通过饱和蒸汽传输）——条件下发生化学反应而产生颜色变化或形态变化的特点，以判定是否达到灭菌合格要求。

1. 应进行包外、包内化学监测。灭菌包包外应有包外化学指示物，以判断灭菌包是否经历过一次灭菌过程。灭菌包包内应放置包内化学指示物，置于最难灭菌的部位，经过一个灭菌周期后观察其颜色或形态变化，判定是否达到灭菌合格要求。

2. 采用快速程序灭菌也应进行化学监测。直接将一片包内化学指示物置于待灭菌物品旁边进行化学监测。

（三）生物监测

1. 生物监测要求

（1）至少每周监测一次，使用不同灭菌周期时应分别做生物监测。

（2）采用新包装材料和方法进行灭菌时,应先进行生物监测。

（3）生物监测不合格时,应尽快召回上次生物监测合格以来所有尚未使用的灭菌物品,进行重新处理;并分析不合格的原因,改进后,经生物监测连续三次合格后方可使用。

（4）灭菌器新安装、移位和大修后应进行物理监测、化学监测和生物监测。物理监测、化学监测通过后,生物监测应满载连续监测三次合格后,灭菌器方可使用。

2. 生物监测方法

小型压力蒸汽灭菌器一般无标准生物监测包,应选择灭菌器常用的、有代表性的灭菌物品制作成生物测试包或生物 PCD,置于灭菌器最难灭菌的部位,且灭菌器应处于满载状态。生物测试包或生物 PCD 应侧放,体积大时可平放;采用快速程序灭菌时,应直接将一支生物指示物,置于空载的灭菌器内,经一个灭菌周期后取出,在规定条件下培养后观察结果。具体监测方法如下。

B 类灭菌周期将生物指示物放入最难灭菌的物品包中央,物品包放入灭菌器最难灭菌部位,经一个灭菌周期后,取出生物指示物,培养后观察其颜色变化。

N 类灭菌周期宜采用自含式生物指示物,将自含式生物指示物放入灭菌器最难灭菌部位,若使用菌片,则应采用压力蒸汽灭菌专用纸塑包装袋进行包装后放入灭菌器最难灭菌部位。经一个灭菌周期后,取出生物指示物,培养后观察其颜色变化。

S 类灭菌周期根据其灭菌负载类型,将生物指示物放入相应的负载中,然后放入灭菌器最难灭菌部位,经一个灭菌周期后,取出生物指示物,培养后观察其颜色变化。

第三节　小型压力蒸汽灭菌器的维护

1. 每周使用中性清洗剂清洁门密封圈。注意不要让清洗剂通过腔体流到管路中,勿使用粗糙的物体擦洗,如金属或者不锈钢刷子。

2. 每周检查腔体、门密封圈、腔体和门密封圈接触的部分。

3. 定期检查空气过滤器,每年更换 1 次。

4. 定期检测蒸汽用水水质。

5. 定期清洁储水箱,至少每月 1 次。

6. 定期检测温度、压力,每年 1 次。

第六章

眼科手术器械的质量追溯管理

消毒供应中心是医院感染管理的重点部门之一,肩负全院各科室无菌物品的回收、清洗、装配、灭菌和发放工作以及一次性物品发放和库存管理工作,工作质量的高低直接影响医疗护理质量。

《医院消毒供应中心》(中华人民共和国卫生行业标准 WS 310.1)中规定各级医院 CSSD 应建立健全的质量追溯管理制度,实现消毒供应中心无菌物品处理流程的信息化,完善质量控制过程的相关记录,实现真正意义的可追溯管理。

第一节　质量追溯管理的相关知识

一、相关定义

1. 可追溯　对影响灭菌过程和结果的关键要素进行记录,保存备查,实现可追踪。

2. 消毒供应质量追溯管理信息系统　指针对医院消毒供应中心的灭菌物品,运用计算机技术实现医院消毒供应中心的信息化管理,对全院所有灭菌物品在复用过程中的每一个环节进行动态监控管理,一物一码,随同灭菌包在全院供应链中循环流通,通过条形码追踪到每个包的历史和目前状态。

二、系统技术支持

消毒供应质量追溯管理系统采用基于 Java 平台的 Java EE 技术路线,以充分满足系统在安全性、实用性、可移植性、易操作性、易维护性等方面的要求。系统基于标准的、松散耦合的、面向服务的 SOA 架构,B/S(浏览器/服务器）的应用架构,支持常用的各种浏览器,包括 IE、Firefox、Google Chrome,采用 JSP、Servlet、XML、Web Service 等编程技术和面向对象程序设计方法,将复杂的业务逻辑、流程控制逻辑和数据存取逻辑通过在不同的技术层面上实现,在应用服务器之上,实现业务逻辑的快速部署和灵活调整,充分保证数据库系统的安全可靠访问。

使用一维码、二维码等信息载体技术,实现对各类经消毒供应中心处理的无菌物品在回收、清洗、消毒、包装、审核、灭菌、储存、发放、使用等全生命周期闭环流程的全面质量追溯。

第二节　眼科手术器械的闭环式管理

使用消毒供应质量追溯管理系统可确保无菌物品信息全程可追溯,实现无菌物品的闭环管理。质量追溯管理系统主要由 7 个模块组成:科室申领、回收清点、清洗消毒、装配审核、灭菌管理、发放管理、使用记录（自动生成申领任务）。

通过消毒供应质量追溯管理系统可以查询到每一位患者使用的无菌物品回收、清洗消毒、包装、灭菌、发放的相关信息,还能查询无菌物品的目前状态。器械及物品的回收、清洗消毒、包装、灭菌、发放等所有关键节点的时间、执行人等信息记录,形成全程信息视图。

【主要功能模块】

（一）科室申领

支持所有临床科室申领消毒及灭菌物品和申领一次性无菌物品,其信息包括申请科室、结算科室、申请人、申请时间、物品名称、数量、申领单状态等。

（二）回收清点

使用后器械及物品的回收清点。进入回收清点界面,扫描器械包标签条码,就可查看该器械包的使用记录等相关信息;支持器械包内与科室关联的器械丢失和报损处理;支持单件器械与手术器械包回收分类。

（三）清洗消毒

进入清洗消毒界面,扫描清洗牌二维码,可添加待清洗器械进入清洗程序,自动完成清洗消毒过程的记录,主要记录清洗消毒相关信息,如开始时间、结束时间、清洗状态、清洗机名称、清洗程序、操作员等。追溯系统通过与清洗机关联,实时监控清洗运行参数和状态,并可打印清洗趋势和报表。

(四)装配审核

清洗消毒程序完成后,装配任务显示待装配物品的名称、数量,扫描清洗牌二维码进入装配步骤,装配人员输入配包、审核人员相关信息,选择相适应的包装类型、灭菌程序、灭菌日期等进行条码打印。标签内容包括:物品名称、配包者、审核者、灭菌日期、失效日期和器械包唯一物品条码。历史装配任务可查询历史配包记录。

可支持器械包装配教学功能,可定义器械包的物品配置、装配步骤的教学图片、视频及注意事项,可上传对应的图片及视频,查看相关细节内容;可支持器械质量检查环节的丢失、报损功能;如有清洗、包装质量不合格的器械或器械包,还可支持质量监测的记录。

通过扫描器械包标签条码进行审核,并将器械包放入对应灭菌筐,确保器械包的系统所属灭菌筐与实际所放相符。

(五)灭菌管理

消毒员通过扫描灭菌筐二维码,可添加待灭菌物品进入灭菌程序,灭菌器运行时,系统与灭菌器关联可实时监控灭菌器的运行参数和状态,并可自动采集灭菌参数,还可查询每个灭菌工作任务列表和每次灭菌任务的相关参数。

(六)发放管理

工作人员根据申领任务发放物品,扫描器械包标签条码后,质量追溯管理系统自动记录该包发放到所有临床科室的详细信息,通过扫描待发放物品标识条码、发货人员、送货人员、签收人员标识条码,系统自动记录发货人员、送货人员、签收人员、发货时间、实际发货物品、签收科室等相关信息。

同时进行发货物品管理,通过扫描物品条码确保实际发放物品和申领物品相符;优化物品发放流程,确保无菌物品按失效期先后顺序发放;设置无菌物品失效期预警,做好无菌物品的有效期管理。

(七)使用记录(自动生成申领任务)

临床科室通过扫描患者使用的器械包标签条码,生成使用记录,同时转换成对应物品的申领单。

第三节　质量追溯管理的延伸

一、一次性无菌物品管理

一次性无菌物品通过设备科确认签收后转运至消毒供应中心,查对收货单与实物信息一致后进行同步入库,打印相关物品批号条码,通过扫描发货,自动记录所发物品的科室、出库日期、名称、规格、数量、生产厂家、生产批号、灭菌日期及失效日期等信息。

由临床科室先系统申领再由消毒供应中心审核发放,可以避免一次性无菌物品乱发、漏发、多发等现象,减少了误差及损失。临床科室可以在系统中随时查询物品的种类、规格等,从中选择本科室所需物品,也可随时了解本科室所领物品的消耗情况。

可支持一次性无菌物品入库、报废、科室退货、盘点(支持每日盘点)、库存查询等功能。支持失效前预警、失效后报警,失效后不予发放。

二、消毒供应中心内部工作流程管理

包括基础数据管理、报表中心、质量监测、器械召回管理、器械仓库管理等。

(一)基础数据管理

基础数据包括材料、器械包、灭菌炉、成本数据等内容,可以添加、修改相关的数据,提供器械包配置整体图片和单一器械图片。

(二)报表中心

提供科室成本统计和医务人员工作量统计,以及查询器械包及一次性物品使用量和科室库存等。

(三)质量监测

消毒供应中心各生产环节及临床科室质量监测信息记录与反馈,提供相关质量监测报表。监测各环节器械包的质量,保证器械包在各环节中的质量要求。

(四)器械召回管理

提供器械包召回功能,主要包括召回质量不合格器械包和一次性无菌物品。

(五)器械仓库管理

提供消毒供应中心管理人员实时查询目前消毒供应中心中器械包和一次

性物品的库存信息,以及将要过期的器械信息等。器械仓库材料入库、出库、盘点记录,与器械包误差器械补充实时联动,实现自动出库记录,正常损耗补充处理。

(六)借还事务管理

支持临床科室器械包借还事务,提醒超过特定时间未归还器械包种类和数量,借还事务关联回收器械包或发放器械包。

(七)使用记录

手术室等重点手术部门给患者做手术时,通过扫描手术患者手术单号或手术患者住院号(手术患者唯一识别号)和手术器械包条码关联,支持手术过程中添加手术器械,手术后手术器械清点审核,提供手术患者使用器械包一览表。手术室等重点部门,能查询到手术患者一览表,手术所使用的器械包信息。同时支持在病区、门诊使用器械包时进行扫描,将患者身份与器械包条码关联,该功能有独立界面也可提供嵌入式界面或程序接口,方便其他医院系统调用。

第四节 展 望

消毒供应中心的工作质量是否达到技术规范要求,在医院感染管理和控制中起着举足轻重的作用,对医院诊疗流程中涉及的器械、物品、耗材的溯源追踪是医院感染管理的重要手段,建立完备的质量追溯管理信息系统、实现物资全流程追溯是消毒供应中心发展的重要方向。

基于我国医院信息化管理建设背景下,消毒供应质量追溯管理系统对提升消毒供应中心的管理水平,提高物资追溯管理效率、强化医院感染管理和控制均有促进作用。

消毒供应质量追溯管理系统的构建涵盖消毒供应中心的全部工作流程,可实现消毒供应中心工作、教学全程数字化,利用条码技术,实现对重复使用的器械和医疗物品从回收、清洗消毒、包装、灭菌、存储、发放到使用全过程的跟踪记录,所有操作流程都按标准化进行,保证消毒灭菌质量,无菌物品可追踪与召回,优化生产和成本控制,规范流程和简化操作,大大提高医院的数据化管理、信息化管理、科学化管理水平,展示了消毒供应中心全新的工作面貌和服务理念,为消毒供应中心可持续性、科学性发展奠定基础。

参考文献

1. 国家卫生和计划生育委员会.医院消毒供应中心第1部分:管理规范 [S/OL].（2016-12-27）[2022-01-08].http://www.nhc.gov.cn/wjw/s9496/201701/bbf3172246bd4fc49d4562a66407dd99.shtml.

2. 国家卫生和计划生育委员会.医院消毒供应中心第2部分:清洗消毒及灭菌技术操作规范[S/OL].（2016-12-27）[2022-01-08].http://www.nhc.gov.cn/wjw/s9496/201701/bba98c7517144684910725492959984.shtml.

3. 国家卫生和计划生育委员会.医院消毒供应中心第3部分:清洗消毒及灭菌效果监测标准[S/OL].（2016-12-27）[2022-01-08].http://www.nhc.gov.cn/wjw/s9496/201701/2821e39e324a421bbee5ca59f161cf5b.shtml.

4. 卫生部.医疗机构消毒技术规范[S/OL].（2012-04-05）[2022-01-18].http://www.nhc.gov.cn/wjw/s9496/201204/54510.shtml.

5. 国家食品药品监督管理局.最终灭菌医疗器械包装材料第2部分:灭菌包裹材料要求和试验方法[S/OL].（2009-06-16）[2022-01-10].http://std.samr.gov.cn/hb/search/stdHBDetailed?id=8B1827F1904FBB19E05397BE0A0AB44A.

6. 国家食品药品监督管理局.最终灭菌医疗器械包装材料第3部分:纸袋（YY/T 0698.4所规定）、组合袋和卷材（YY/T 0698.5所规定）生产用纸要求和试验方法[S/OL].（2009-06-16）[2022-01-10].http://std.samr.gov.cn/hb/search/stdHBDetailed?id=8B1827F1C5B4BB19E05397BE0A0AB44A.

7. 国家食品药品监督管理局.最终灭菌医疗器械包装材料第4部分:纸袋 要求和试验方法[S/OL].http://std.samr.gov.cn/hb/search/stdHBDetailed?id=8B1827F20B3EBB19E05397BE0A0AB44A.

8. 国家食品药品监督管理局.最终灭菌医疗器械包装材料第5部分:透气材料与塑料膜组成的可密封组合袋和卷材 要求和试验方法[S/OL].

（2009-06-16）［2022-01-10］. http://std.samr.gov.cn/hb/search/stdHBDetailed?id= 8B1827F1DF91BB19E05397BE0A0AB44A.

9. 国家食品药品监督管理局. 最终灭菌医疗器械包装材料第 8 部分: 蒸汽灭菌器用重复性使用灭菌容器　要求和试验方法［S/OL］.（2009-06-16）［2022-01-10］. http://std.samr.gov.cn/hb/search/stdHBDetailed?id=8B1827F2117 EBB19E05397BE0A0AB44A.

10. 国家食品药品监督管理局. 最终灭菌医疗器械包装材料第 9 部分: 可密封组合袋、卷材和盖材生产用无涂胶聚烯烃非织造布材料要求和试验方法［S］.（2009-06-16）［2022-01-10］. http://std.samr.gov.cn/hb/search/stdHBDetaile d?id=8B1827F1CDFEBB19E05397BE0A0AB44A.

11. 国家食品药品监督管理局. 大型蒸汽灭菌器技术要求自动控制型［S/ OL］.（2008-12-31）［2022-01-11］. http://std.samr.gov.cn/gb/search/gbDetailed? id=71F772D7FE66D3A7E05397BE0A0AB82A.

12. 国家食品药品监督管理局. 小型蒸汽灭菌器自动控制型［S］.（2022-05-18）［2022-10-11］. 北京: 中国标准出版社, 2022.

13. Association for the Advancement of Medical Instrumentation. Comprehensive guide to steam sterilization and sterility assurance in health care facilities［S］. ［2022-10-11］. https://array.aami.org/doi/book/10.2345/9781570208027.

14. 国家药品监督管理局. 清洗消毒器 第 1 部分: 通用要求和试验: YY/T 0734.1—2018［S］. 北京: 中国标准出版社, 2018.

15. 冯秀兰, 彭刚艺. 医院消毒供应中心建设与管理工作指南［M］. 广州: 广东科技出版社, 2011.